PENICILLINBEHANDLUNG DER HAUTKRANKHEITEN

VON

PROFESSOR DR. ALFRED MARCHIONINI
DIREKTOR DER UNIVERSITÄTS-HAUTKLINIK HAMBURG

UND

DR. MED. HANS GÖTZ
ASSISTENT DER UNIVERSITÄTS HAUTKLINIK HAMBURG

MIT 25 ABBILDUNGEN

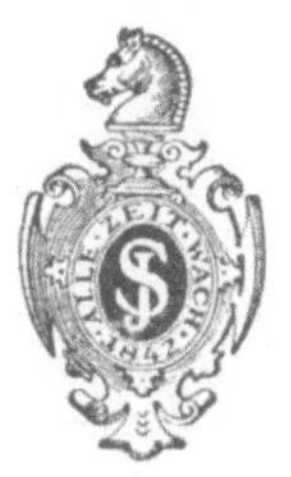

SPRINGER-VERLAG
BERLIN · GÖTTINGEN · HEIDELBERG
1950

ISBN-13: 978-3-540-01479-9   e-ISBN-13: 978-3-642-87800-8
DOI: 10.1007/ 978-3-642-87800-8

Vorwort.

Obwohl bald 10 Jahre vergangen sind, seitdem das Penicillin in die Therapie eingeführt worden ist, sind die Ansichten hinsichtlich seines Wertes in der Dermatologie noch immer geteilt. Während der eine Autor die besten Erfahrungen bei verschiedensten Dermatosen gesammelt haben will, vermag der andere bei den gleichen Erkrankungen nur über unbefriedigende Resultate zu berichten. Da aber in der Literatur eine *zusammenfassende* Darstellung der von verschiedensten Untersuchern mitgeteilten Behandlungsergebnisse dermatologischer Affektionen bisher fehlte — die in den umfangreicheren Penicillinwerken der Dermatologie gewidmeten Kapitel umfassen meist nur wenige Seiten — vermag sich der Arzt tatsächlich kein klares Bild über die Bedeutung dieses Antibioticums bei Hautkrankheiten zu machen. Bei dem Versuch, sich selbst ein Urteil zu bilden, tritt nun, insbesondere bei dem deutschen Beschauer, die Schwierigkeit hinzu, infolge der Kriegs- und Nachkriegsverhältnisse meist nicht in der Lage zu sein, den erforderlichen Einblick in die ausländische Literatur nehmen zu können. Wir haben uns daher bemüht, auf Grund eines eingehenderen Literaturstudiums, das dem einen von uns (GÖTZ) im Rahmen eines Studienaufenthaltes in London durch den Besuch der ärztlichen Bibliotheken der Royal Society of Medicine, der British Medical Association und des University College Hospitals ermöglicht wurde, sowie unserer eigenen klinischen Erfahrungen, den erforderlichen zusammenfassenden Überblick über die bisherigen Erfolge und Mißerfolge der Penicillintherapie in der Dermatologie zu geben, um auf diese Weise zu einer gerechteren Beurteilung zu gelangen. Unsere persönlichen Erfahrungen waren dadurch reicher, daß der eine von uns (MARCHIONINI) als Leiter der Universitäts-Hautklinik in Ankara schon weitaus früher als die deutsche Kollegenschaft Penicillin in seinem dortigen großen Krankengut anwenden konnte. Seine Anwendung des Penicillins begann bereits mit dem Ausgang des 2. Weltkrieges. Die vorliegende Arbeit soll aber nicht nur dem Dermatologen, sondern auch dem praktischen Arzt, der ja täglich in einem nicht geringen Prozentsatz Hautkrankheiten behandeln muß, zeigen, welche Voraussetzungen erfüllt werden müssen und welche Erfolge zu erwarten sind, um das Ziel der Heilung des kranken Menschen möglichst ohne Fehlschläge zu erreichen.

Wir sind ferner der Auffassung, daß die vorliegenden Ausführungen geeignet sind, angesichts immer neuer auf dem Markte erscheinender

Antibiotica, die therapeutische Leistungsfähigkeit letzterer durch einen Vergleich mit den hier übersichtlich geordneten Penicillinbehandlungsergebnissen der einzelnen Dermatosen besser abzuschätzen.

Die einleitenden Kapitel sind von orientierendem Werte. Wer sich daher mit den damit verbundenen Problemen eingehender beschäftigen will, sei auf die einschlägige Literatur verwiesen.

Besonderen Dank möchten wir noch Herrn Dr. W. N. GOLDSMITH, dem Direktor der Hautklinik des University College Hospitals in London, aussprechen, der durch sein Verständnis für unsere Studien zum Gelingen der Arbeit beitrug. Auch Dr. B. FIFE sei vielmals gedankt, deren Hilfsbereitschaft die Durchführung der Studienreise nach England ermöglichte. Unsere Dankbarkeit gebührt ferner Mrs. JACQUELINE WALKER für ihre freundliche Unterstützung bei der Sichtung der anglo-amerikanischen Literatur, Frau Dr. I. LESZKEWITZ für ihre Mitarbeit bei der Zusammenstellung des Sachverzeichnisses, sowie Frl. G. DARKOW für die Anfertigung des Schreibmaschinenmanuskriptes.

Hamburg, Mai 1950.

ALFRED MARCHIONINI.   HANS GÖTZ.

Inhaltsverzeichnis.

Seite

  I. Zur Geschichte des Penicillins 1

  II. Die Gewinnung des Penicillins 4

  III. Zur Chemie des Penicillins 11

  IV. Der Einfluß des Penicillins auf die Erreger 13

  V. Die Testung der Erreger auf Penicillinempfindlichkeit und Peni-
cillinaseproduktion. Einfacher qualitativer Nachweis des Penicillins
im Blutserum 16

  VI. Die Anwendungsformen des Penicillins bei Hautkrankheiten 21

  VII. Penicillinnebenerscheinungen 31

  VIII. Bisherige Behandlungsergebnisse bei verschiedenen Hautkrankheiten
und unsere eigenen Erfahrungen (in alphabetischer Reihenfolge)

Acne vulgaris 42

Acne necrotica; Acne conglobata 44

Acrodermatitis chronica atrophicans Herxheimer 44

Acrodermatitis suppurativa continua Hallopeau 47

Angina Plaut-Vincenti; Stomatitis ulcero membranacea 47

Anthrax 48

Dermatitis; Ekzem 50

    a) Dermatitis (mit und ohne sekundäre Infektion); Erythrodermien 51
    b) Dermatitis auf seborrhoischer Grundlage; Eczema seborrhoicum 52
    c) Dermatitis eczematosa (mit sekundärer Infektion) 53

Dermatitis exfoliativa neonatorum Ritter v. Rittershain 55

Dermatitis herpetiformis Duhring 55

Dermatomyositis 56

Diphtheria cutis 57

Ecthyma vulgare (Pyodermia ecthymatosa) 58

Erysipel 60

Erysipeloid 61

Erythema exsudativum multiforme; Erythema nodosum 63

Folliculitis simplex 63

Framboesia tropica 64

Furunculosis und Schweißdrüsenabscesse des Säuglings 66

Herpes labialis; Herpes zoster 67

Hidradenitis suppurativa 68

Impetigo contagiosa (Staphylodermia et Streptodermia vesiculosa,
bullosa, crustosa, impetiginosa) 69

Karbunkel 72

Leishmaniosis cutis 73

Lepra 74

Lichen ruber planus 74

Lupus erythematodes discoides (et disseminatus) 75

Lymphadenosis cutis benigna 80

Seite

Molluscum contagiosum 80
Mykosen. 80

  Dermatomykosen (Fadenpilzerkrankungen) 81
  Soorpilzerkrankungen 82
  Torulosis 82
  Blastomykose 82
  Sporotrichose 82
  Mycetoma pedis 83
  Coccidioidomykose 83
  Aktinomykose 83

Mycosis fungoides 85
Noma (Gangraena nosocomialis) 85
  Dermatitis gangraenosa infantum (Ecthyma gangraenosum infantum) 87
  Ulcus phagedaenicum 88

Panniculitis nodularis non suppurativa Weber-Christian 88
Pemphigus neonatorum 89
Pemphigus vulgaris 90
Periarteritis nodosa 92
Psoriasis 92
Pyodermiae 93
  Granuloma pyogenicum 94
Sarcoma idiopathicum multiplex haemorrhagicum Kaposi 94
Sclerodermia 94
Scleroedema adultorum Buschke 95
Sodoku (Rattenbißkrankheit) 96
Sycosis simplex (Folliculitis staphylogenes barbae) 96

  Sycosis lupoides 100
  Folliculitis sycosiformis atrophicans universalis 100

Trichomoniasis vaginalis 101
Tuberculosis cutis verrucosa 101
Ulcus cruris 101
Ulcus tropicum 103
Variola; Varicellen 104
Verbrennungen 105
Literaturverzeichnis 107
Namenverzeichnis 125
Sachverzeichnis 130

I. Zur Geschichte des Penicillins.

Den Namen „Penicillin" gab ALEXANDER FLEMING im Jahre 1929 einem Stoff, der bei experimentellen Studien mit Staphylokokken durch einen sich zufällig auf der Kulturplatte ansiedelnden Schimmelpilz der Gattung Penicillium gebildet worden war und dessen Gegenwart sich durch seine „antibiotischen Fähigkeiten", nämlich das Wachstum jener Staphylokokken zu hemmen, verriet. Ist demnach unser Wissen um die Existenz des Penicillins auch erst jüngeren Datums, so kennen wir doch den mit diesem Stoff verbundenen Begriff der „Antibiose" schon einige Jahrzehnte länger.

Im Jahre 1877 beschäftigten sich PASTEUR und JOUBERT mit Milzbranduntersuchungen. Bei Überimpfungsversuchen von Milzbrandkulturen, die sie im gekochten Urin gezüchtet hatten, siedelten sich in einem der Kolben Luftkeime an. Zur Überraschung stellte sich nach einigen Tagen heraus, daß in diesem Kolben sämtliche Milzbrandbacillen verschwunden waren. In richtiger Erkenntnis dieser Vorgänge führte PASTEUR dieses Phänomen auf eine gegen die Milzbrandbacillen gerichtete Aktivität der verunreinigenden Luftkeime zurück und beschrieb somit erstmalig bewußt einen antibiotischen Vorgang. Weitere 12 Jahre vergingen jedoch, bis VUILLEMIN 1889 auf Grund ähnlicher Beobachtungen mit anderen Bakterien einem solchen Ereignis die Bezeichnung „Antibiose" gab. Eigentlich besagt dieser Ausdruck nur, daß ein Stoff in seiner Aktivität gegen etwas Lebendiges gerichtet ist. Im weiten Sinne des Wortes wäre also jedes das Leben hemmende oder zerstörende Mittel ein Antibioticum. In der Gegenwart wurde dieser Begriff jedoch enger gefaßt. Wir verstehen heute unter ihm einen Stoff, der von Kleinstlebewesen wie Bakterien, Hefen und Pilzen gebildet wird und die Entwicklung verschiedenster Mikroben ungünstig beeinflußt.

Als ein Vorläufer des Penicillins muß in diesem Sinne die Pyocyanase angeführt werden. FREUDENREICH fand, daß Pyoceaneusbacillen gegen Typhus- und Cholerabacillen eine bactericide Tätigkeit zu entfalten vermögen. Auch BOUCHARD, EMMERICH und SAIDA, EMMERICH und LOEW beschäftigten sich mit diesen Beobachtungen. EMMERICH und SAIDA prägten den Namen, „Pyocyanase" für einen von den Pyoceaneusbacillen gebildeten spezifischen Stoff. Sogar äußere Anwendung von Pyoceaneuskulturlösungen bei diphtherischen Affektionen wurde damals bereits versucht. Auch erschienen entsprechende „antibiotische" Präparate im Handel.

Bis zum Jahre der folgenreichsten Beobachtung auf dem Gebiete der Antibiotica, 1928, erschien noch eine Reihe weiterer Arbeiten, die entsprechende antibiotische Versuche und Erkenntnisse zum Gegenstand hatten, ohne daß jedoch aus ihnen bereits ernstere therapeutische Folgerungen gezogen worden wären. Im Herbst 1928 untersuchte FLEMING gewisse Alterungsvorgänge bei Staphylokokken. Die Art der Studien brachte es mit sich, daß die Deckel der Petrischälchen von Zeit zu Zeit geöffnet werden mußten. Dabei geschah etwas, was sich ohne Zweifel schon oft in der Vergangenheit ereignet hatte. Bislang war aber die Bedeutung eines solchen Zwischenfalles nicht verstanden worden. In einer der Staphylokokkenkulturen war nämlich aus der Luft durch einen Schimmel (Penicillium) eine Verunreinigung eingetreten. Bei näherer Betrachtung der Bakterienkolonie bemerkte FLEMING, daß in der Umgebung des Pilzrasens das Staphylokokkenwachstum zum Stillstand gekommen war, ja, daß darüber hinaus die bereits vorhandenen Bakterien offenbar infolge Lysis eine Art Transparenz zeigten. Dieses Phänomen nahm nun sein Interesse voll in Anspruch. Er züchtete den Pilz und stellte fest, daß ein Kulturfiltrat dieses Schimmels noch in einer 500—1000fachen Verdünnung das Wachstum bestimmter Staphylokokken und Streptokokken zu hemmen vermochte. Auch riefen Injektionen dieses Kulturfiltrates in Kaninchen und Mäuse keine besonderen toxischen Symptome hervor, und selbst die empfindlichen Leukocyten, deren biologischen Funktionen FLEMING schon seit langem seine besondere Aufmerksamkeit zugewendet hatte, ließen pathologische Veränderungen vermissen. Wie bereits einleitend bemerkt, gab FLEMING diesem antibiotischen Stoff den Namen „Penicillin". Er folgte damit, wie er selbst schreibt, einer alten Tradition, durch Anhängen der Silbe „in" an den Stamm des Namens eines aktiven Körpers, dessen Wirkstoff zu bezeichnen.

Der Penicillin erzeugende Pilz wurde zunächst irrtümlich als „Penicillium rubrum" klassifiziert. Eine spätere Nachprüfung ergab jedoch, daß es sich um das „Penicillium notatum" handelte, das 1911 erstmalig von WESTLING in Dänemark aufgefunden worden war. Die Entdeckung des Penicillins im Jahre 1928 und die Möglichkeit seiner therapeutischen Anwendung fanden in der damaligen Zeit jedoch nicht den rechten Widerhall. Noch war die Zeit nicht reif, den EHRLICHschen Gedanken der Chemotherapie zum unerschütterlichen Pfeiler des medizinischen Denkens werden zu lassen, und erst die Einführung der Sulfonamide durch DOMAGK in die Medizin lenkte die Aufmerksamkeit aller Ärzte erneut und verstärkt auf die „Therapia magna sterilisans".

Während FLEMING bei seinen Kulturversuchen mit dem Penicillium notatum sich als Nährboden noch einer Fleischbouillon bediente, benutzten CLUTTERBUCK, LOVELL und RAISTRICK im Jahre 1930 die synthetische, etwas modifizierte Czapex-Dox-Nährlösung, die sich im wesentlichen aus Glucose und bestimmten Salzen zusammensetzt. Die Forscher zeigten, daß das Penicillin aus der Nährlösung durch Äther extrahiert werden konnte, wenn zuvor eine Ansäuerung erfolgt war. Leider wurde im weiteren Verlauf des Gewinnungsprozesses ein großer Teil des wirksamen Antibioticums wieder zerstört. Eine Veröffentlichung dieser Ergebnisse erfolgte erst im Jahre 1932, aber noch weitere 7 Jahre sollten vergehen, bis CHAIN und FLOREY auf diese Untersuchungen zurückkamen. Ihr Hauptaugenmerk war zunächst auf Extraktion und Konzentration des Penicillins gerichtet, mit dem Ziele, von einer festen Substanz ausgehend, entsprechende antibiotische Versuche an Menschen und Tieren durchzuführen. Sie hatten dabei die Unterstützung einer Reihe weiterer Forscher, die in ihrer Gesamtheit als die Oxford-Forschergruppe bekanntgeworden sind.

Die richtungweisende Publikation „Penicillin als chemotherapeutischer Wirkstoff" erfolgte 1940 im Lancet. Hier wurden die ersten positiven Versuchsergebnisse bei Streptokokken-, Staphylokokken- und Clostridium septicum-infizierten Mausen mitgeteilt. Daß nun kein Zweifel mehr an der Erkenntnis möglich war, eine mächtige chemotherapeutische Waffe in Händen zu halten, beweisen die Schlußfolgerungen der damaligen Arbeit: „Die Ergebnisse sind eindeutig und zeigen, daß Penicillin zumindest gegen 3 der in vitro gehemmten Bakterien auch in vivo wirksam ist. Wir haben berechtigte Hoffnung, daß alle Organismen, die in vitro in hoher Verdünnung gehemmt wurden, auch in vivo beeinflußbar sind."

Ein Jahr später, 1941, erschien die zweite Veröffentlichung von ABRAHAM, CHAIN und Mitarbeitern im Lancet, die nun neben eingehender Darstellung der Bedingungen des Pilzwachstums und der Großproduktion sowie der Einzelheiten über die Bestimmung von Penicillinkonzentrationen, die ersten an 10 Menschen gewonnenen Versuchsergebnisse bekannt gab. In die Geschichte der Medizin eingegangen ist der Fall des 43jährigen Polizisten aus Oxford, der wegen einer Staphylokokken-Streptokokkensepsis als erster Mensch mit Penicillin behandelt wurde. Mit unserem heutigen Wissen um die lebensrettende Kraft des Penicillins wirkt das Studium seiner Krankengeschichte geradezu dramatisch, denn trotz unverkennbarer Besserung kam der Patient infolge Erschöpfung des Penicillinvorrates schließlich doch ad exitum. Dem Dermatologen ist dieser zweite Bericht der Oxford-Forschergruppe insofern besonders bemerkenswert, als hier erstmalig bereits über örtliche Penicillinanwendung berichtet wird.

Die Notwendigkeit einer verstärkten Penicillinerzeugung hatte sich klar ergeben. Die Kriegsanstrengungen Englands zwangen jedoch FLOREY, sich in den Vereinigten Staaten von Nordamerika nach Hilfe umzusehen. Zusammen mit seinem Mitarbeiter HEATLEY begab er sich im Sommer 1941 nach dort, wo es ihm gelang, den nationalen Forschungsrat (National Research Council) sowie andere Institutionen vom Wert des neuen Heilmittels zu überzeugen. In Zusammenarbeit mit der amerikanischen chemischen und pharmazeutischen Industrie war man im Frühjahr 1942 in der Lage, den ersten amerikanischen Patienten zu behandeln (ANDERSON und KEEFER). Von nun an stieg die Produktion ständig, und während die erste Million Einheiten in den USA. nach heutigem deutschen Gelde damals noch etwa 620.—DM kostete, ist der Preis für die gleiche Menge bis zur Gegenwart auf 1,60 DM gefallen und verspricht sicherlich noch billiger zu werden.

II. Die Gewinnung des Penicillins.

Der Penicillin produzierende Stamm „Penicillium notatum WESTLING" gehört zu einer Gruppe von Schimmelpilzen, von denen uns mehrere hundert Arten bekannt sind (Penicilleen). Die ursprünglich irrtümliche Klassifizierung ist daher verständlich. Während man aber zuerst annahm, daß nur dem „notatum"-Stamm Penicillinproduktion zukäme, fand man inzwischen zahlreiche weitere Vertreter, die ebenfalls die Eigenschaft der Penicillinbildung besitzen. Allerdings, die erzeugten Mengen schwanken beträchtlich, und ein offenbarer Glücksumstand wollte es, daß FLEMING gerade den Stamm fand, der zu den leistungsfähigsten Penicillinproduzenten überhaupt gehört. So weist JOHNSON darauf hin, daß man unter 50 aus der Umgebung wahllos gewonnener Schimmelpilze der Gattung Penicillium nur einen „notatum"-Stamm finde. Durch Behandlung mit Röntgenstrahlen gelang es in den USA., Mutationen zu bewirken, die sogar zu einer noch höheren Penicillinbildung führten. Natürlich werden solche Stämme als Betriebsgeheimnis gehütet und sind daher der Allgemeinheit nicht zugänglich.

Bei der Gewinnung des Penicillins gilt es zwei Gesichtspunkten Rechnung zu tragen, von denen die gewonnene Menge entscheidend abhängt. Einmal sind dies die biologischen Eigenschaften des Pilzes, seine Hauptnährstoffe, physikalischen Wachstumsbedingungen und Wuchsstoffe. Zum anderen müssen die chemischen Eigenschaften des Penicillins selbst berücksichtigt werden, d. h. alle jene Faktoren, deren Nichtbeachtung wieder zur Zerstörung des gebildeten Antibioticums führt und somit die Ausbeute an gewonnenem Penicillinsalz herabsetzt. Es liegt nicht im Rahmen dieser Ausführungen, die Vielzahl der erforderlichen Produktionsmaßnahmen zu beschreiben, die den größtmöglichen Penicillinertrag gewährleisten. Um jedoch über das Wissenswerteste zu orientieren, soll eine kurze Darstellung der heute in der Welt üblichen Gewinnungsverfahren gegeben werden.

Die zwei wichtigsten Methoden zur Gewinnung des Penicillins sind
das Oberflächenverfahren und die Unterwasserzüchtung (Tieftankverfahren). Beim Oberflächenverfahren (Abb. 1)[1] werden die Sporen auf die
Oberfläche des mit einer Nährlösung gefüllten Züchtungsgefäßes ge-
streut und bei einer durchschnittlichen Temperatur von 24⁰ C bebrütet
(Abb. 2). Brutschranktemperaturen von 37⁰ C sind nicht geeignet, da
der Pilz seine Entwicklung einstellen würde. Im Verlauf des Wachstums-

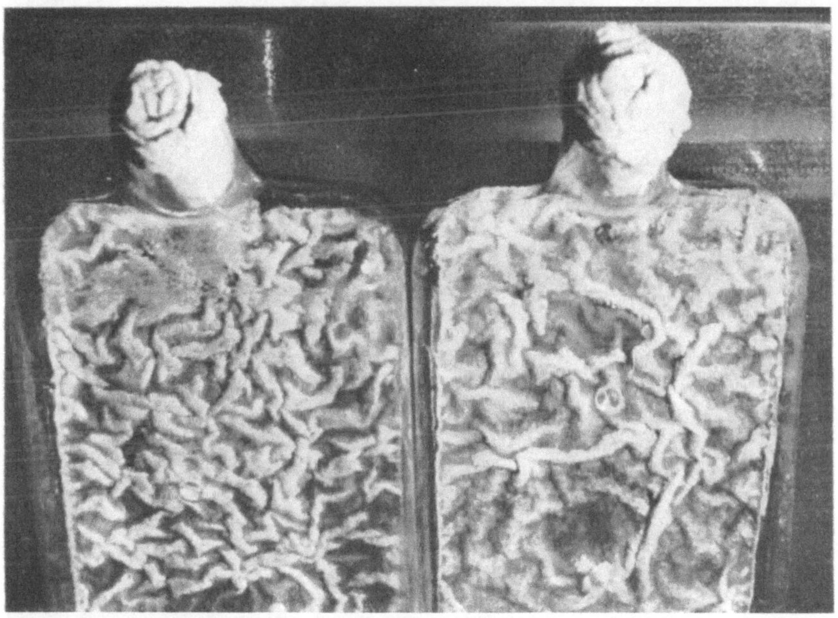

Abb. 1. Oberflächenkulturen auf dem Höhepunkt der Penicillinbildung.

prozesses bedeckt sich die Oberfläche der Nährlösung in etwa 5 Tagen
mit einem dichten Pilzrasen, der, vom Zentrum zur Peripherie fort-
schreitend, im weiteren Wachstumsverlauf einen intensiv grünen Farbton
annimmt (Sporenbildung). Die samtartige, gefältelte, trockene Oberfläche beginnt mehr oder weniger goldgelbe Tröpfchen von Chrysogenin
zu zeigen, einen Farbstoff, der mit der bakteriostatischen Wirkung des
Penicillins indessen nichts zu tun hat. Es ist bemerkenswert, daß man
in Kulturen, die nur wenig oder kein Chrysogenin bilden, auch nur
geringe Penicillinmengen findet. Der Farbstoff diffundiert natürlich
auch in die Nährlösung hinein und verleiht ihr ein charakteristisches

---

[1] Die Abb. 1—6 wurden uns freundlicherweise von der Chemisch-Pharmazeuti-
schen Fabrik „Grünenthal", Stollberg/Rhein, zur Verfügung gestellt. Für die
Vermittlung durch Herrn Priv.-Doz. Dr. med. et phil. J. KIMMIG, Heidelberg,
danken wir vielmals.

goldgelbes Aussehen. Die Penicillinbildung selbst scheint eng mit der
Sporulation verknüpft zu sein, denn je stärker diese ist, um so mehr

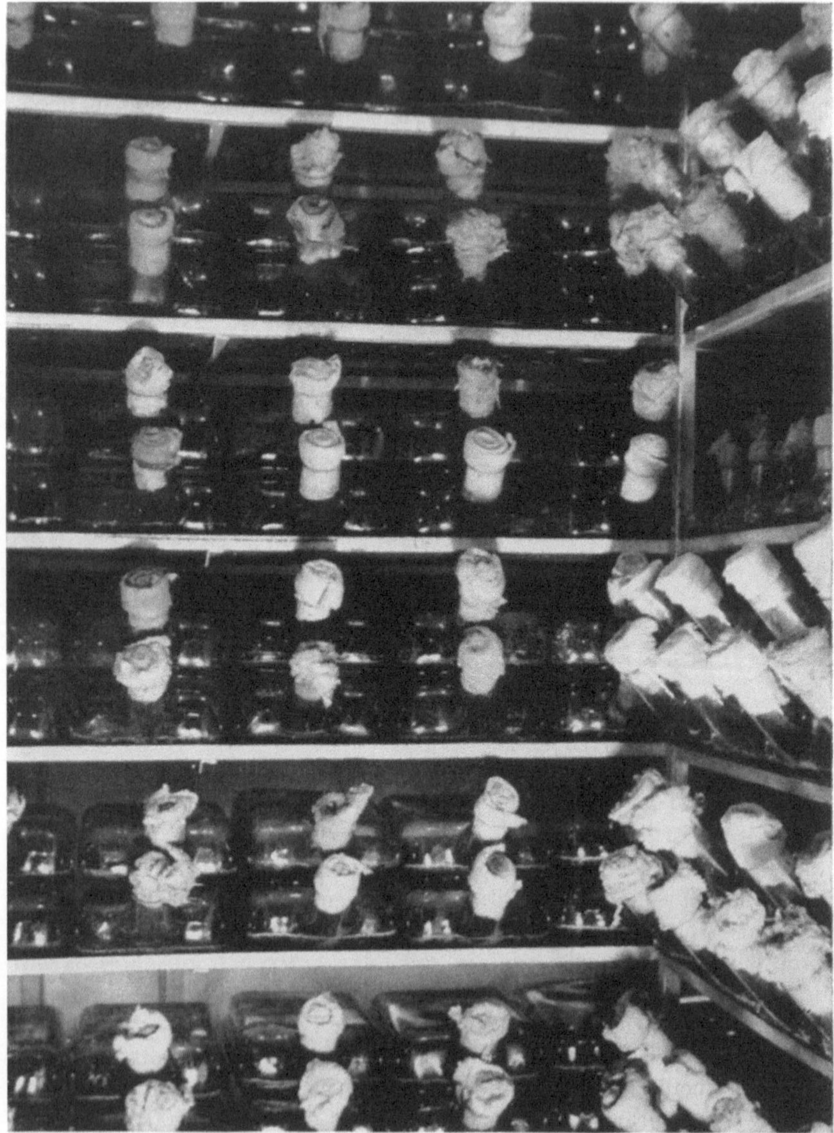

Abb. 2. Kulturkolben im elektrisch gesteuerten Brutraum.

reichert sich das erwünschte Heilmittel im Nährmedium an. Die höchsten Konzentrationen finden sich um den 7.—8. Tag und kennzeichnen

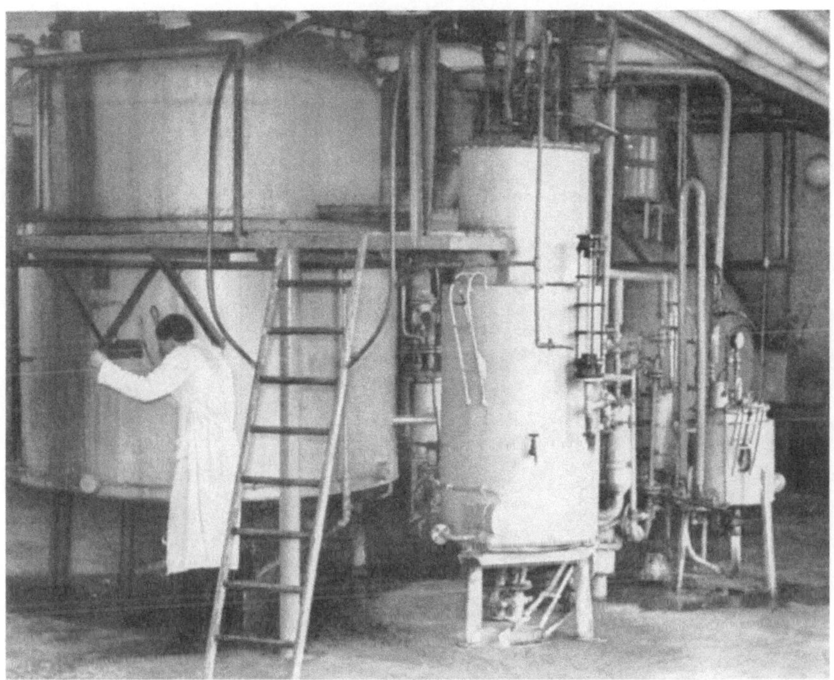

Abb. 3. Penicillinherstellung im Tieftankverfahren.

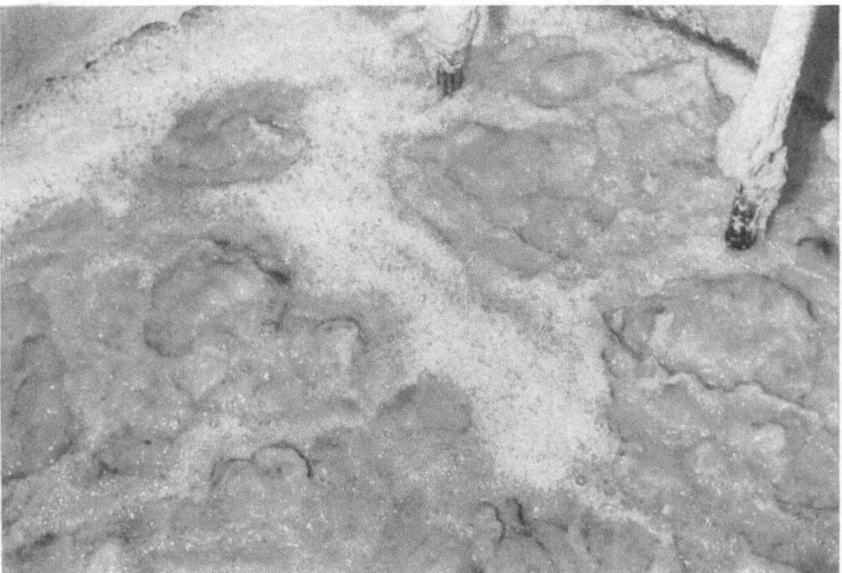

Abb. 4. Blick durch ein Schauglas in einen der Großtanks. Der Pilz benötigt zu seinem Wachstum
große Mengen steriler vorgewärmter Luft, die unter ständigem Rühren zugeführt wird.

somit den Erntetermin. Der Zeitpunkt der Ernte hängt aber auch
wesentlich von dem verwendeten Pilzstamm sowie von den Nähr-

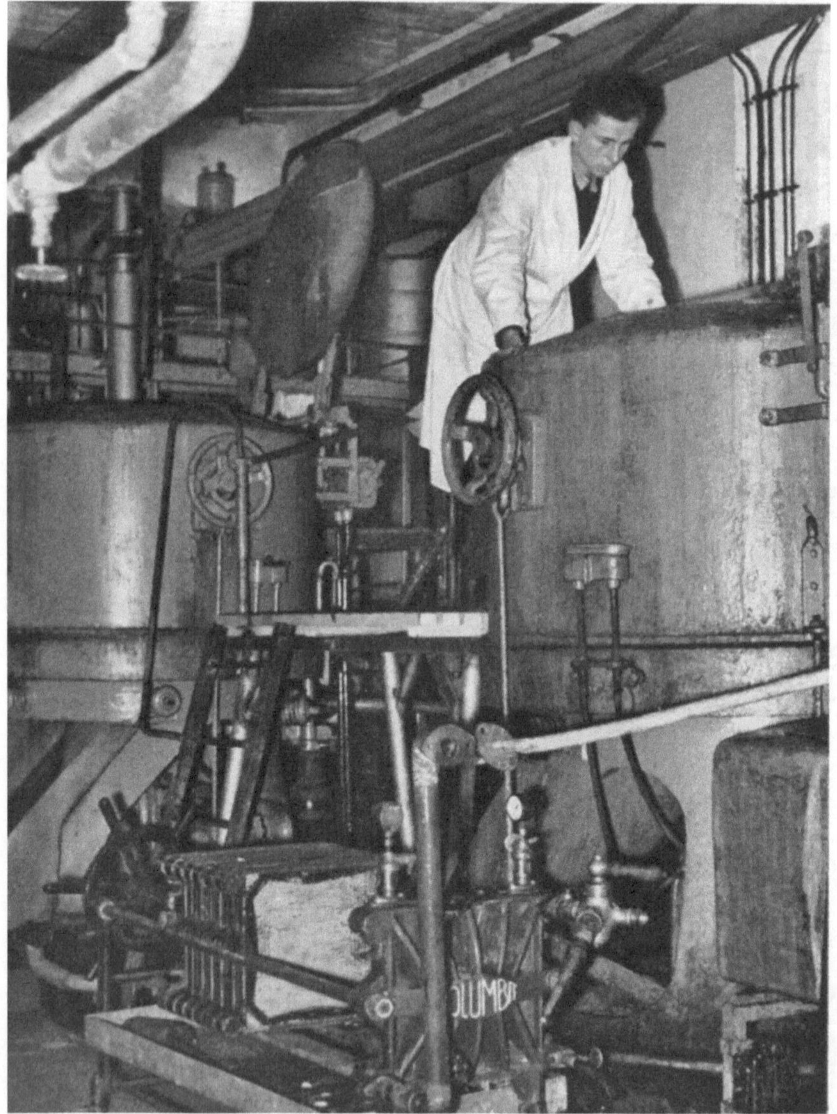

Abb. 5. Große Zentrifugen zur Trennung des Mycels von der Nährlösung.

flüssigkeiten ab, so daß auch 10—12 Tage vergehen können, bevor das
Optimum der Penicillinbildung erreicht ist. Der Nachteil des Ober-
flächenverfahrens liegt vor allem in dem Umstand, daß der Pilz die

Nährlösung nicht voll ausnutzen kann. Als es daher gelang, Penicillin produzierende Stämme heranzuzüchten, die auch unter Wasser wachsen, war der Weg zur Großproduktion aufgezeigt. Heute steht daher das Tieftankverfahren (Abb. 3) zur Penicillingewinnung in der ganzen Welt an erster Stelle.

Natürlich bedarf es auch hier ganz bestimmter Voraussetzungen, um ein Optimum an Ausbeute zu erhalten. Dazu gehören Behälter, die es gestatten, keimfreie Luft durch die Flüssigkeit zu leiten (Abb. 4). Ferner muß das beimpfte Nährmedium eine konstante Temperatur von 24⁰ C besitzen und ist, um Oberflächenwachstum zu verhindern, durch eine Rühranlage dauernd in Bewegung zu halten. Nach anglo-amerikanischen Angaben gibt es Tanks, die bis zu vielen 1000 Litern Inhalt besitzen. Die große Labilität des Penicillins läßt erkennen, worin der Nachteil dieses Verfahrens besteht. Schon die geringste Verunreinigung durch Penicillin abbauende Bakterien kann die gesamte Ausbeute eines solchen großen Behälters vernichten. Die pharmazeutische Industrie hat jedoch inzwischen gelernt, Verluste auf ein Minimum zu beschränken. Bemerkenswert ist die Kürze der Wachstumszeit bis zur Ernte. Schon nach 2—3 Tagen kann die penicillinhaltige Nährflüssigkeit abgelassen und zur weiteren Gewinnung des Antibioticums verarbeitet werden. Die gewonnene, zentrifugierte bzw. filtrierte, penicillinhaltige Nährflüssigkeit wird als Rohfiltrat bezeichnet (Abb. 5). Das folgende Schema soll eine Vorstellung von der weiteren Verarbeitung vermitteln:

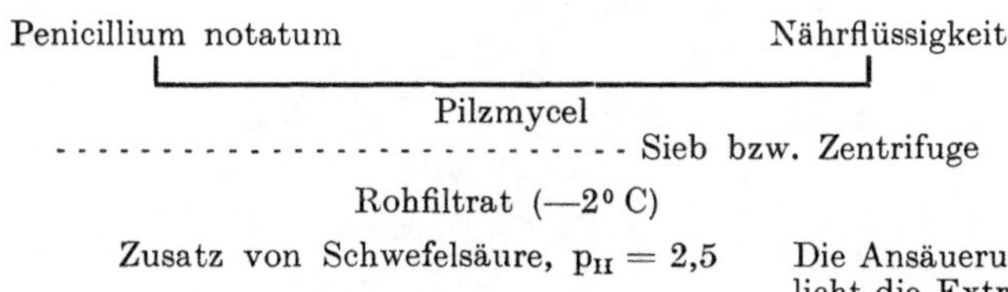

Penicillium notatum		Nährflüssigkeit

Pilzmycel

- Sieb bzw. Zentrifuge

Rohfiltrat (—2⁰ C)

Zusatz von Schwefelsäure, p_H = 2,5	Die Ansäuerung ermöglicht die Extraktion des
Zusatz von Isopropylacetat	Penicillins aus der wäßrigen Lösung durch organische Lösungsmittel
Zentrifuge	

1. Extraktion: Isopropylacetatextrakt (enthält Penicillin als freie Säure)

Zusatz von Phosphatpuffer, p_H = 6	Der Puffer bewirkt die Rückführung des Penicillins in die wäßrige Phase
Penicillin in wäßriger Phase	

Zusatz von Äthylenchlorid (oder Chloroform) und Phosphorsäure

2. Extraktion: Chloroformextrakt (enthält Penicillin als freie Säure)

Penicillin in wäßriger Phase

Zusatz von Natriumhydroxyd

Natriumpenicillin

Krystallines Natriumsalz G

Nach dem Schema wird das penicillinhaltige Rohfiltrat auf minus
2⁰ C abgekühlt, um einen Abbau des geernteten Penicillins zu vermeiden.
Der Zusatz der Schwefelsäure oder auch von Phosphorsäure bewirkt,
daß man das Penicillin aus der wäßrigen Lösung mit organischen

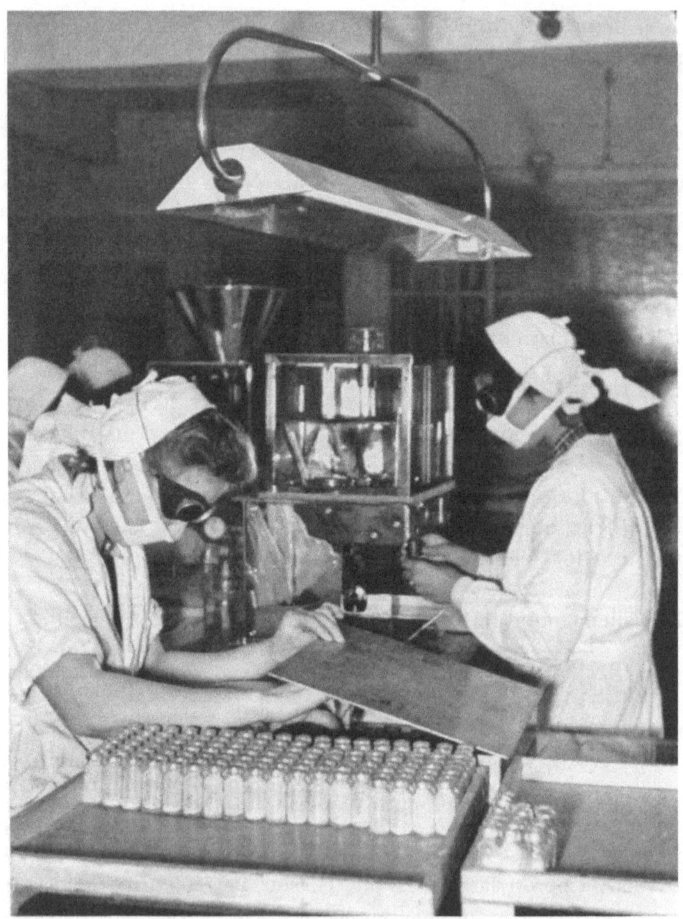

Abb. 6. Abfüllung von krystallinem Penicillin. Unter ultraviolettem Licht wird Penicillin mit
Spezialwaagen abgefüllt.

Lösungsmitteln extrahieren kann. Dazu verwendet man Isopropyl-
acetat, Amylacetat oder Äther. Nach dem Zentrifugieren dieses Ge-
misches erhält man einen Isopropylacetatextrakt, dem ein Phosphat-
puffer zugesetzt wird, um nunmehr das Penicillin wieder in die wäßrige
Phase zurückzuführen. Damit wäre die erste Extraktion beendet. Um
jedoch noch weitere Verunreinigungen und vor allem den gelben Farbstoff Chrysogenin weitgehend zu entfernen, wird der Vorgang nochmals
wiederholt, nur benutzt man dazu ein anderes organisches Lösungs-

mittel (Äthylenchlorid, Chloroform). Nachdem das Penicillin ein zweites Mal in die wäßrige Phase zurückgeführt wurde, fügt man vorsichtig Natrium- oder Calciumhydroxyd zur Lösung und erhält nunmehr die Natrium- bzw. Calciumsalze der Penicillinsäuren. Während der gesamten Extraktions- und Reinigungsvorgänge (weitere Verfahren sind die Chromatographie sowie die Filterung durch Asbestschichten) findet eine ständige Konzentrierung des Penicillins der Ausgangsnährflüssigkeit statt, so daß am Ende dieses Prozesses eine Einengung bis zu 1600 iE und mehr pro Milligramm Substanz erreicht wird. Nach Prüfung auf Sterilität und Abwesenheit von fiebererzeugenden Beimengungen kann die Abfüllung (Abb. 6) und die klinische Verwendung erfolgen.

KIMMIG weist auf eine zusammenfassende Arbeit über die Biosynthese des Penicillins in der Zeitschrift Science [106, 2761 (1947)] hin. Es hat sich nämlich gezeigt, daß der Zusatz von d,l-Phenylalanin, Phenylessigsäure und verwandten Verbindungen zu den Nährlösungen die Ausbeute an Penicillin beträchtlich zu erhöhen vermag. Interessanterweise kommt es dabei zur Bildung ganz neuer Penicilline. Ja, man konnte sogar durch Zugabe bestimmter halogenhaltiger Verbindungen zum Nährmedium Cl-, Br-, J- und F-Atome in das Penicillinmolekül mit einbauen lassen, das dadurch eine stärkere antibiotische Wirksamkeit zu entfalten vermochte als die ursprünglichen Penicilline. Ferner soll das aus dem Urin zurückgewonnene Penicillin ebenfalls eine stärkere Aktivität aufweisen, da es bis zu 3000 iE/mg enthält.

III. Zur Chemie des Penicillins.

Eigentlich müßte die Überschrift „Zur Chemie der Penicilline" heißen, denn tatsächlich erzeugt das Penicillium notatum in der Kultur ein Gemisch antibiotischer Stoffe. Im täglichen Umgang mit diesem Heilmittel hat sich jedoch im Sprachgebrauch die Gewohnheit durchgesetzt, von „Penicillin" schlechthin zu sprechen.

Seit der Einführung des Penicillins in die Therapie sollte es nicht an Versuchen fehlen, dieses wertvolle Mittel synthetisch darzustellen. Voraussetzung dazu war aber zunächst die Aufklärung seiner chemischen Struktur. CHAIN hat jüngst über etwa 700 in England und Amerika erschienene chemische Arbeiten zusammenfassend referiert. Sämtliche „Penicilline" zeichnen sich durch das folgende gemeinsame Grundskelet aus:

$$\begin{array}{c} CH_3 \\ \diagdown C \text{———} CH \cdot COOH \\ CH_3 \diagup \\ S \diagdown N \diagdown \\ CH \diagdown\diagup C=O \\ CH \diagup \\ NH \cdot CO\text{—}R \end{array}$$

Penicillingrundskelet

Es sei gleich bemerkt, daß das Ziel einer synthetischen Herstellung des Penicillins zwar gelungen ist, eine Großproduktion aber bisher noch nicht möglich war. Auf jeden Fall hat die Wissenschaft aus den bisherigen umfangreichen Forschungen neue Erkenntnisse gewinnen können, von denen wir hier jedoch nur ein zum allgemeinen Verständnis notwendiges Grundwissen vermitteln wollen. Auf die einschlägige Literatur sei verwiesen. CHAIN gibt 6 Penicilline an, von denen die 4 wichtigsten als Penicillin F, G, X und K bekannt geworden sind. Hierbei handelt es sich um die amerikanischen Bezeichnungen, während nach der britischen Nomenklatur die korrespondierenden Penicilline I, II, III und K heißen. Es ist interessant, daß erfahrungsgemäß die Unterwasserzüchtung vorwiegend zur Penicillin-G-Bildung führt, während bei dem Oberflächenverfahren mehr das Penicillin F entsteht. Biologisch unterscheiden sich die einzelnen Penicilline wenig. Chemisch besitzen sie in dem angegebenen Grundskelet unterschiedliche Seitenketten (R).

$$\text{Penicillin F} = -CH_2 \cdot CH = CH \cdot CH_2 \cdot CH_3 = \Delta^2 \text{ Pentenylpenicillin}$$

$$\text{Penicillin G} = -CH_2\langle\bigcirc\rangle = \text{Benzylpenicillin}$$

$$\text{Penicillin X} = -CH_2\langle\bigcirc\rangle OH = \text{p-Hydroxybenzylpenicillin}$$

$$\text{Penicillin K} = -CH_2 \cdot CH_2 \cdot CH_2 \cdot CH_2 \cdot CH_2 \cdot CH_2 \cdot CH_3 = \text{n-Heptylpenicillin}$$

Wie aus der vorliegenden Kernformel ersichtlich, zeichnet sich diese durch den Besitz einer Säuregruppe (—COOH) aus. Alle Penicilline sind daher einbasische Säuren mit einem p_H von etwa 2,9. Mit Metallen wie Natrium, Kalium, Calcium, Magnesium, Strontium bilden sie Salze, die stabiler sind als die freien Säuren selbst. Säuren, Alkalien und Metallen wie Zink, Kupfer, Blei, Aluminium gegenüber verändern jedoch auch diese rasch ihre Struktur. Im gelösten Zustand ist Penicillin besonders empfindlich. Alkohol und sauerstoffproduzierende Verbindungen wie Wasserstoffperoxyd und Kaliumpermanganat zerstören es rasch, ebenso 10 min langes Kochen. Einige Minuten langes Erhitzen bis etwa 70° C beeinflußt indessen die biologische Aktivität nicht merklich. Nach DENSTON und LEES verlieren wäßrige Penicillinlösungen etwa 10% ihrer Aktivität innerhalb von 3—6 Tagen bei Zimmertemperatur. Dabei scheinen höhere Konzentrationen beständiger zu sein als niedrige. Die Haltbarkeit von Penicillinlösungen wird nicht durch zugesetzte Antiseptica wie 0,5% Phenol oder 0,1% Chlorkresol nachteilig beeinflußt. 0,5% Chlorobutol oder 0,02% Merthiolat (quecksilberhaltig!) hingegen wirken sich ungünstig aus. Von Interesse ist, daß nach den Untersuchungen von SMITH eine ihre Potenz verlorene Penicillinlösung keinen zerstörenden Einfluß ausübt, wenn sie mit frischer Penicillinlösung vermischt wird. Stärker inaktivierend auf das Antibioticum wirkt aber

Milchsäure. Für die Therapie leitet sich daraus die Forderung ab, vor Auftragung von Penicillinsalben oder -lösungen auf die Haut letztere zu reinigen, da der Schweiß ja etwa bis zu 1% Milchsäure enthalten kann.

Unter Berücksichtigung der Labilität der Penicilline ist es nicht verwunderlich, wenn es jahrelanger intensiver Forschungsarbeit bedurfte, um Licht in das Dunkel der Penicillinchemie zu tragen. Lange ging der Streit der Chemiker um die Frage, ob es sich um einen β-Lactam-ring (wie in der dargestellten Kernformel), oder um eine Thiazolidin-Oxazolonstruktur handele. Die endgültige Entscheidung zu Gunsten der β-Lactamstruktur erbrachten schließlich röntgenkrystallographische Untersuchungen. Da man aber eine Synthese des Penicillins gerade von der Thiazolidin-Oxazolonverbindung aus erreichen wollte — und tatsächlich konnten auf diesem Wege biologisch aktive Substanzen gewonnen werden — ergab sich interessanterweise, daß die theoretisch falsche Penicillinformel zu synthetischen, biologisch wirksamen Stoffen führte, die sich in der Folgezeit mit dem natürlichen Penicillin G als identisch erweisen sollten (Du VIGNEAUD und Mitarbeiter).

Unterwirft man die Penicilline der Hydrolyse mit verdünnten Säuren, so erhält man eine Verbindung, die Penicillamin genannt wird. Sie ist ein häufiges, bei allen Penicillinen gleiches Abbauprodukt.

$$\begin{array}{c} CH_3 \\ \diagdown \\ C\text{---}CH\cdot COOH \\ CH_3\diagup \quad | \qquad | \\ SH \quad NH_2 \end{array}$$

Penicillamin

Hierbei handelt es sich um eine neue, bisher in der Natur nicht bekannt gewesene, rechtsdrehende Aminosäure. Der neben frei werdender CO_2 gebildete zweite Penicillinrest heißt Penilloaldehyd. Er ist nicht einheitlicher Natur, sondern von der Art des Ausgangspenicillins (F, G, K oder X) abhängig. Je nach den Hydrolysebedingungen kann es zur Bildung verschiedenster Abbauprodukte kommen (Penicilloin-säure, Penillamin), auf die hier jedoch nicht näher eingegangen werden soll.

IV. Der Einfluß des Penicillins auf die Erreger.

Seitdem FLEMING erstmalig festgestellt hatte, daß die von ihm entdeckte Substanz gegen Staphylokokken, Streptokokken, Gonokokken, Meningokokken und Diphtheriebacillen wirksam ist, sind gleich in der Frühperiode der Penicillinforschung viele Arbeiten erschienen, die die antibiotische Aktivität gegenüber weiteren Mikroben behandelten, und heute dürfte es wohl kaum noch Erreger geben, die der Penicillinein-wirkung noch nicht unterzogen worden wären. Auf Grund dieser

Untersuchungen hat sich der Wirkungsbereich erweitert und gleichzeitig gegen die penicillinunempfindlichen Keime besser abgrenzen lassen. Über die häufigsten in der Dermatologie und Venerologie eine ursächliche Rolle spielenden Mikroben ergibt sich hinsichtlich ihrer Penicillinempfindlichkeit nach der Literatur folgende Zusammenstellung:

Penicillinempfindliche Keime	Mäßig penicillinempfindliche Keime	Penicillinunempfindliche Keime
Bac. anthracis	Bac. murisepticus	Bact. pyoceaneus
Staphylococcus aureus	Spir. Vincenti	Bact. proteus vulgaris
Staphylococcus albus	Spir. pallida	Bact. coli commune
Staphylococcus citreus	Spir. pertenuis	Bact. tularense
Bac. Welchii	Cryptococcus	Pneumobact. Friedländer
Bac. diphtheriae	neoformans (?)	Brucella abortus
Streptococcus pyogenes		Trichomonas vaginalis
Streptococcus haemolyticus		Mycobact. tuberculosis
Gonococcus		Mycobact. leprae
Actinomyces bovis		Streptococcus Unna-Ducrey
Micrococcus catarrhalis		Bac. pestis
Bact. fusiforme		DONOVANsche Körperchen
(Plaut-Vincenti)		Alle Virusarten
		Candida albicans
		Coccidioides immitis
		Alle Dermatomyceten

Es muß hinzugefügt werden, daß die von den verschiedenen Autoren mitgeteilten Ergebnisse sich bisweilen überschneiden. So gibt es Staphylokokken, Streptokokken, Diphtheriebacillen und Aktinomycesstämme, die wenig oder überhaupt nicht penicillinempfindlich sind. Die Kenntnis dieser Unempfindlichkeit ist aber hinsichtlich der Penicillinverwendung in der Dermatologie von entscheidender Bedeutung, da bei wahlloser Verabreichung des Medikamentes es leicht zu Mißerfolgen kommen kann. Eine aus unsachgemäßer Handhabung abgeleitete Diskreditierung wäre aber nicht gerechtfertigt.

Ferner ist zu berücksichtigen, daß die von den einzelnen Untersuchern mitgeteilten Resultate sich teils auf „in vitro", teils auf „in vivo" Versuche stützen. Wie bei der Testung fungizider und fungistatischer Substanzen in der medizinischen Mykologie stimmen auch hier die in vitro gewonnenen Versuchsergebnisse nicht völlig mit den klinischen Erfahrungen überein.

Bisweilen wird in der Literatur der Verdacht geäußert, ob die in der Frühpenicillinära dem Antibioticum noch beigemengten Verunreinigungen nicht doch von therapeutischem Werte gewesen seien. Die neueren Beobachtungen von GROUPE und RAKE erscheinen uns daher bemerkenswert, konnten diese Autoren doch nachweisen, daß die therapeutische Wirksamkeit gegen bestimmte Viruserkrankungen ausschließlich den sogenannten Verunreinigungen zugeschrieben werden muß.

Auch nach Zerstörung des Penicillins durch Penicillinase blieb der therapeutische Effekt nämlich nicht aus. Der chemische Charakter dieser Verunreinigungen ist indessen noch unbekannt.

Von großem Interesse ist die Frage, in welcher Weise Penicillin auf empfindliche Mikroben überhaupt einwirkt. Ursprünglich vermutete man nur bakteriostatische Eigenschaften des Penicillins. Dies gilt jedoch nur bedingt. Entscheidend ist nämlich die Wachstumsphase, in welcher sich die Bakterien im Augenblick der Penicillineinwirkung befinden. MILLER und FOSTER, KNOX u. a. zeigten, daß die jüngsten Bakterien die penicillinempfindlichsten sind und rasch getötet werden. Man darf also hier wohl auch von einer bactericiden Wirksamkeit sprechen. Nach TODD schließt sich die Autolyse der Bakterien durch bakterieneigene Fermente an. Die älteren Keime hingegen können trotz anhaltendem Kontakte mit Penicillin bis zu 36 Std überleben. Je größer also die Wachstumsgeschwindigkeit der Mikroben ist, um so stärker macht sich die antibiotische Wirkung des Penicillins bemerkbar (DAWSON, CHAFFER, HOBBY und MEYER).

Nach der geltenden Auffassung greift das Penicillin in die Stoffwechselvorgänge der Bakterien ein und übt seinen großten Einfluß im Augenblick der Teilung aus. Aufschlußreich sind die experimentellen Untersuchungen von PANDALAI und GEORGE. Sie fügten zu Bakterienkulturen entwicklungsnotwendige Nucleinsäuren hinzu. Während sie keine wachstumsbeschleunigende Wirkung feststellen konnten, ergab sich eine deutliche Abnahme der bakteriostatischen Tätigkeit des Penicillins. Offenbar vermochte das Antibioticum in Gegenwart zusätzlicher Nucleinsäuren die bakterieneigenen Nucleinsäuren nicht zu binden. Die Vermehrung der Keime konnte daher nicht verhindert werden. Mikroben, die dem Penicillin ausgesetzt waren und sich nicht mehr fortpflanzten, nahmen indessen ihr Wachstum nach Zugabe von Nucleinsäuren wieder auf, wobei sich sowohl ein Streptococcus viridans- als auch ein Bac. subtilis-Stamm gleichsinnig verhielten. Nach KRAMPITZ und WERKMAN hemmt das Antibioticum den Abbau der Ribonucleinsäure der Bakterien.

SCHULER sowie HIRSCH prüften den Sauerstoffverbrauch der Bakterien und fanden eine Herabsetzung nur in der Vermehrungsphase der Erreger. Eine Erklärung für die ungünstige Auswirkung des Penicillins könnte in einer Beeinflussung der Reduktions-Oxydationsvorgänge in der Weise zu sehen sein, daß der sehr reaktionsfähige Lactamring mit Sulfhydrilgruppen Bindungen einzugehen vermag, die im Redoxsystem wirksame Aminosäuren wie Cystein oder Glutathion blockieren.

Das Schicksal und die Verteilung des Penicillins im Körper untersuchte u. a. SCHACHTER. Ihn interessierte die Frage, auf welche

Vorgänge der Nachweis von Penicillin im Urin und in den Geweben, lange nachdem alles mit unseren heutigen Testmethoden nachweisbare Penicillin aus dem Blute verschwunden ist, zurückgeführt werden kann. Der Verfasser kam zu dem Ergebnis, daß der Penicillinlymphspiegel weit länger anhält als der Blutspiegel. Nach dem Übertritt vom Blut in die Lymphe wird es von dort nur in solch geringen Mengen in das Blut zurückgegeben, daß es praktisch nicht mehr nachweisbar ist. Dies schließt daher seine Gegenwart in minimalen Mengen nicht aus, da es ja von den Nieren noch weiterhin ausgeschieden wird. Die ursprüngliche Ansicht, nach der ein nachweisbarer, konstanter Blutspiegel für die therapeutische Wirksamkeit unbedingt erforderlich ist, erscheint daher abgeschwächt. Auch wird offenbar das Antibioticum von den Mikroben selbst längere Zeit festgehalten. GRUNBERG, SCHNITZER und UNGER injizierten streptokokkeninfizierten Mäusen Penicillin und gaben, sobald das Antibioticum aus der Blutbahn verschwunden war, Penicillinase. Die erwartete Sepsis blieb jedoch aus. Zu ähnlichen Ergebnissen kam JAWETZ. IRRGANG und DÖRNBRACK bestimmten den Blutspiegel unmittelbar nach intravenöser Penicillininjektion bei Kaninchen und fanden nur ein Zehntel des theoretisch erwarteten Wertes wieder. Dieses Ergebnis war jedoch nicht auf eine beschleunigte Nierenausscheidung zurückzuführen, sondern auf einen in der Leber stattfindenden Abbau des Antibioticums. Schalteten sie nämlich die Leber aus dem Kreislauf aus, so erhielten sie den tatsächlichen, theoretisch anzunehmenden Wert. Nach den Schlußfolgerungen der Verfasser wird wahrscheinlich ein Teil des Penicillins erst in der Niere wieder resynthetisiert.

V. Die Testung der Erreger auf Penicillinempfindlichkeit und Penicillinaseproduktion. Einfacher qualitativer Nachweis des Penicillins im Blutserum.

Wie bereits betont, ist die Empfindlichkeit der verschiedenen Mikroben gegen Penicillin recht unterschiedlich. Aus diesem Grunde darf eine Penicillintherapie niemals ohne eingehendes bakterielles Studium durchgeführt werden. Da ein solches aber an Laboratoriumsarbeit gebunden ist, wäre zu erwägen, an Krankenhäusern oder Universitätskliniken größerer Städte jedem Arzt die Möglichkeit zu geben, vor Durchführung einer beabsichtigten Penicillinbehandlung seines Patienten untersuchen zu lassen, ob der ursächliche Erreger tatsächlich penicillinempfindlich genug ist, um die geplante Therapie mit größtmöglicher Aussicht auf Erfolg zu rechtfertigen. Denn ohne Zweifel bietet eine genaue Bestimmung des Erregers und seiner Empfindlichkeit gegen

Penicillin die besten Voraussetzungen, das Ziel der Heilung ohne Verlust an Zeit und Kosten schnell zu erreichen.

Im wesentlichen sind zwei Fragen von praktischer Bedeutung. Erstens interessiert es uns zu wissen, in welchem Grade der nachgewiesene Erreger penicillinempfindlich ist, und zweitens müssen wir prüfen, ob bei einer nicht so seltenen Mischinfektion neben einem penicillinempfindlichen Keim noch Penicillinase produzierende Bakterien zugegen sind, die das Antibioticum unwirksam machen.

Mehrere Methoden wurden bisher in der Literatur beschrieben, die der Beantwortung der ersten Frage dienen. In der Praxis hat sich eine von MORLEY sowie BONDI und Mitarbeitern angeführte Filterpapierscheibenmethode bestens bewährt, die modifiziert als Filterpapierstreifenmethode auch im bakteriologischen Laboratorium unserer Hamburger Klinik angewendet wird. Das Verfahren hat den Vorteil, selbst in kleineren Laboratorien, ja sogar in einer größeren Praxis schnell und einfach durchführbar zu sein, sofern nur ein Brutschrank zur Verfügung steht.

Wir verwenden 5 cm lange, 1 cm breite Filterpapierstreifen, die steril mit 0,1 cm³ einer 10—30 iE je Kubikzentimeter enthaltenden wäßrigen Penicillinlösung durchtränkt werden. Jeder Streifen enthält dann 1 bzw. 3 iE Penicillin. Man kann gleichzeitig eine größere Anzahl solcher Filterstreifen herstellen, die sich nach Trocknung im Brutschrank und Aufbewahrung im Exsiccator bei Zimmertemperatur 4 bis 6 Monate ohne Potenzverlust zu halten vermögen. Zur Testung eines unbekannten Bakterienstammes auf Penicillinempfindlichkeit wird der so vorbehandelte Filterpapierstreifen in die Mitte einer Blutagarplatte gelegt. Halbkreisförmig erfolgt um den oberen Pol des Streifens der Ausstrich eines bekannten penicillinempfindlichen Teststaphylococcus als Kontrolle, der noch eine Wachstumshemmung bei etwa 0,02 bis 0,06 iE/cm³ zeigen soll. Um den unteren Pol wird in gleicher Weise der unbekannte Erreger ausgestrichen (Abb. 7). Nach 24stündiger Bebrütung kann der Grad der Penicillinempfindlichkeit unschwer durch Vergleich mit der Kontrolle abgelesen werden.

Zur Feststellung der Penicillinempfindlichkeit von Mikroben wird auch gern die Verdünnungsmethode nach KOLMER angewandt, die jedoch mehr Zeit und Mühe bei der Durchführung erfordert. Das Verfahren besteht darin, Penicillin in fallender Konzentration auf 10 Röhrchen zu übertragen, die alle mit der gleichen Menge Nährlösung gefüllt sind. Der zu testende Keim wird auf die einzelnen Röhrchen überimpft. Nach 16—18 Std Aufenthalt im Brutschrank bestimmt man dann jenes Röhrchen, dessen Lösung klar geblieben ist, d. h. jenes, in dem das Wachstum der Bakterien völlig unterdrückt wurde. CH. BRAUN stellte nun in unserem bakteriologischen Laboratorium fest, daß die Leistungsfähigkeit des Röhrchentestes zu den Resultaten des Streifentestes in feste Beziehungen gebracht werden kann. Tabelle 1 zeigt die Ergebnisse.

Aus der Tabelle 1 ist ersichtlich, daß ein Keim, der im Röhrchentest zur vollkommenen Wachstumshemmung z. B. 8 iE/cm³ benötigt, im Streifentest eine 3 mm breite Hemmzone bildet, wenn im Filterpapier 3 iE vorhanden waren, oder eine 1 mm breite Hemmzone, wenn 1 iE

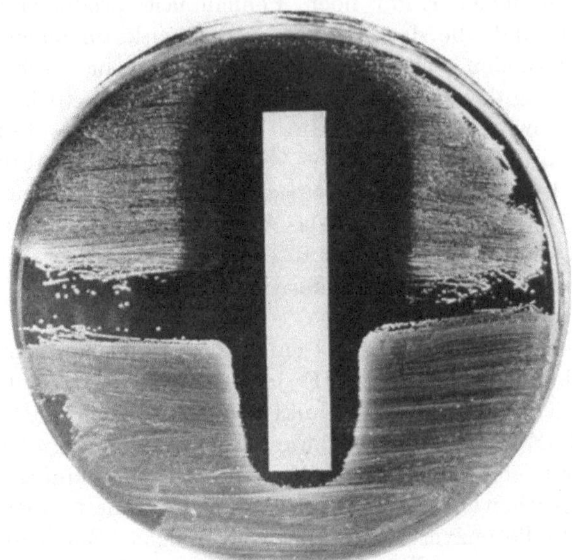

Abb. 7. Filterpapierstreifentest. Am oberen Pol der Teststaphylococcus, am unteren Pol ein weniger penicillinempfindlicher Bakterienstamm.

sich im Streifen befand, oder eine 0,5 mm breite Zone bei Gegenwart von 0,5 iE Penicillin. Es gelang der Verfasserin, die hier aufgezeigten Ergebnisse der beiden Methoden in sichere mathematische Beziehungen

Tabelle 1.

Röhrchentest		Streifentest		
Fallende Penicillinkonzentration in iE/cm³		Breite der Wachstumshemmzone in Millimeter		
	iE/cm³	bei 3 iE	1 iE	0,5 iE je Streifen
1. Röhrchen	10	2	0	0
2. Röhrchen	8	3	1	0,5
3. Röhrchen	4	4	2	1,5
4. Röhrchen	2	5	3	2,5
5. Röhrchen	1	6	4	3,5
6. Röhrchen	0,5	7	5	4,5
7. Röhrchen	0,25	8	6	5,5
8. Röhrchen	0,125	9	7	6,5
9. Röhrchen	0,06	10	8	7,5
10. Röhrchen	0,03	11	9	8,5

zueinander zu bringen. Daraus ergibt sich, daß der Wert des beschriebenen Streifentestes praktisch nicht hinter der Bedeutung des Röhrchentestes zurücksteht. Zur Orientierung genügt es daher, die entsprechend der Penicillinkonzentration im Streifen (mit 3, 1 oder 0,5 iE) entstandene Hemmzone zu messen, um dann die zur Wachstumshemmung erforderliche Penicillinkonzentration/cm^3 in der Tabelle links (unter Röhrchentest) abzulesen.

Auch zum Nachweis von Penicillinase produzierenden Erregern sind mehrere Methoden bekannt, deren einfachste wohl FLEMING beschrieb. Bereits 1940 entdeckten ABRAHAM und CHAIN die Fähigkeit der Colibacillen, ein Penicillin zerstörendes Ferment zu bilden, das die Verfasser Penicillinase nannten. Inzwischen fand man weitere Keime, die in gleicher Weise Penicillin abzubauen vermögen. So weist MITCHELL-HEGGS darauf hin, daß die Mehrzahl aller gram*negativen* Mikrobon Pcnicillinase produziert, und das erklärt wohl auch zum Teil, warum vorwiegend gram*positive* Aerobier und Anaerobier penicillinempfindlich sind. Von dermatologischem Interesse dürfte ferner die nachgewiesene Fähigkeit der Penicillinasebildung mancher Stämmo des Milzbrandbacillus und des Staphylococcus aureus sein. Hinsichtlich der Penicillinasebildung des Bact. pyoceaneus sind die Untersuchungsergebnisse vorschiedener Autoren jedoch unterschiedlich. Die Vermutung liegt nahe, in Penicillinase produzierenden Keimen penicillinunempfindliche Erreger sehen zu dürfen. Nach den Untersuchungen von BONDI und DIETZ trifft dies aber nicht grundsätzlich zu. So vermögen z. B. Heubacillen Penicillinase zu erzeugen, und doch sind sie gegen Penicillin empfindlich. Penicillinresistenz ist also nicht notwendigerweise identisch mit der Bildung von Penicillinase, wenn man auch für die Praxis sagen darf, daß Penicillinasebildner sich in vivo schwerlich für eine Penicillintherapie eignen. Es liegt daher im Interesse des Arztes zu wissen, ob bei einer Mischinfektion ein vorliegender Bakterienstamm Penicillinase produziert oder nicht. Zu diesem Zwecke streichen wir nach dem Vorschlag von FLEMING die zu prüfenden Bakterien in pfenniggroßen Einzelherden in der Peripherie einer Blutagarplatte aus, die pro Kubikzentimeter 2 iE Penicillin enthält. Dabei können wir 5—6 Bakterienstämme gleichzeitig überimpfen, die wir dann zunächst 24 Std im Brutschrank wachsen lassen. Am nächsten Tag wird ein penicillinempfindlicher Staphylokokkenstamm entsprechend der Abb. 8 zwischen den gewachsenen Kolonien radspeichenartig ausgestrichen und die Platte erneut bebrütet. Das im Nährboden enthaltene Penicillin verhindert das Wachstum des bekannten penicillinempfindlichen Kontrollstammes, mit Ausnahme im Bereich der Penicillinase produzierenden Keime, da diese ja dort das im Nährboden befindliche Antibioticum zerstört haben.

2*

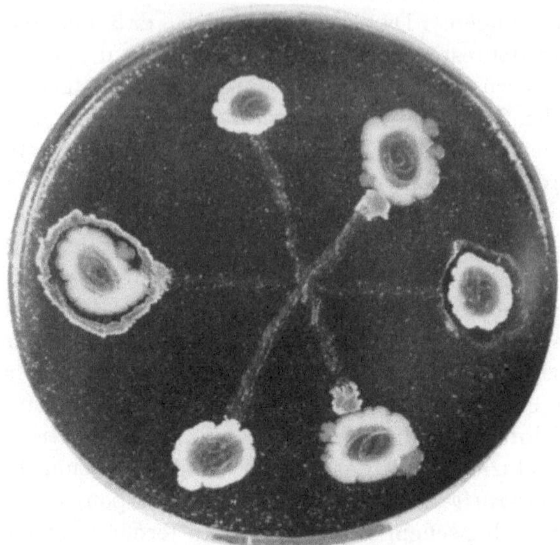

Abb. 8. Penicillinasetest. Bei 2, 5 und 9 Uhr des Zifferblattes Penicillinase bildende Bakterienherde. In ihrer Peripherie wurde das im Nährboden befindliche Antibioticum zerstört. Daher an diesen Stellen Wachstum der radspeichenartig ausgestrichenen penicillinempfindlichen Keime.

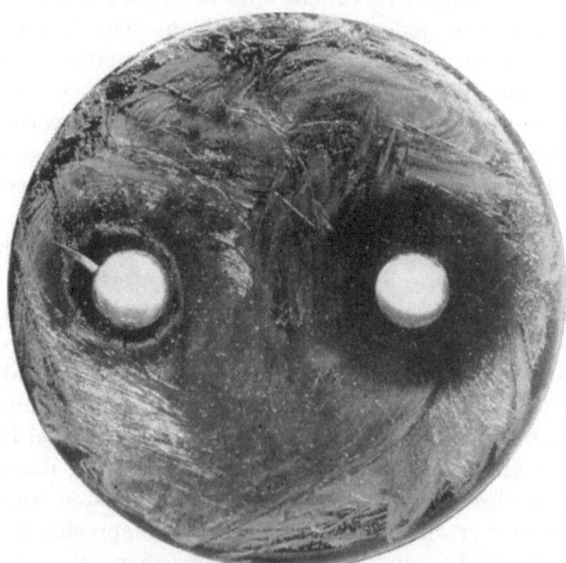

Abb. 9. Einfacher qualitativer Nachweis von Penicillin im Serum. 1 Std nach einer wäßrigen Penicillininjektion von 40 000 iE läßt die breite Hemmzone bei 3 Uhr des Zifferblattes noch die Gegenwart eines gut wirksamen Penicillinblutspiegels erkennen. 2 Std post injectionem ist dieser merklich abgesunken (Hemmzone bei 9 Uhr).

Eine orientierende Untersuchung, ob im Blut noch therapeutisch wirksames Penicillin nachweisbar ist, läßt sich in der Weise durchführen, das man aus einer Blutagarplatte etwa 1 cm im Durchmesser betragende Agarscheibchen herausstanzt, in die so entstandenen Löcher 0,5 cm³ des zu untersuchenden, frisch entnommenen Blutserums hineingießt und die restliche Nährbodenoberfläche mit einem penicillinempfindlichen Teststaphylococcus beimpft. Nach 24 Std Bebrütungszeit läßt sich ablesen, ob evtl. noch im Blutserum vorhandenes Penicillin in die Umgebung der ausgestanzten Agarscheibchen diffundierte und dort einen antibiotischen Effekt ausübte (Abb. 9). Wie betont, hat dieses einfache Verfahren nur eine orientierende, qualitative Bedeutung. Minimalste Mengen werden sich damit nicht nachweisen lassen. Auf ausführlichere Darstellungen der quantitativen Bestimmungen von Penicillin in Körperflüssigkeiten in der einschlägigen Literatur sei daher verwiesen.

VI. Die Anwendungsformen des Penicillins bei Hautkrankheiten.

Verschiedene Anwendungsformen des Penicillins stehen uns zur Behandlung dermatologischer Affektionen zur Verfügung. Stets gilt es dabei den Grundsatz zu berücksichtigen, die günstigste Konzentration in den geeignetsten Kontakt mit den Erregern zu bringen. Die optimale Konzentration ist nun eng verknüpft mit der Penicillinempfindlichkeit bzw. der Penicillinresistenz der Keime. Schon die Testung verschiedener Haft- und Anflugskeime der Haut auf Penicillinempfindlichkeit läßt ja ihre wechselnde Beeinflußbarkeit erkennen (STORCK, GÖTZ und RUNGE). Nach den früheren Untersuchungen von ABRAHAM, CHAIN und Mitarbeitern, MCKEE und RAKE, GRAESSLE und FROST, denen viele weitere gefolgt sind, ist es ferner möglich, bestimmte Bakterien experimentell gegen Penicillin unempfindlicher zu machen. Allerdings ist diese Resistenzerhöhung nur vorübergehend. Es ist jedoch zwischen einer in vivo- und in vitro-Resistenz zu unterscheiden, denn es liegen Veröffentlichungen angloamerikanischer Autoren (BONDI und DIETZ, GALLARDO, NORTH und Mitarbeiter, BARBER) über zunehmende Penicillinresistenz besonders der Staphylokokken der Haut in vivo vor. Von 75 Patienten mit Impetigo, Ekthyma, Folliculitis, Sycosis, infizierten ekzematösen Dermatitiden, Furunkeln, sekundär infizierter Acne wurden von CORMIA und MASCHMEYER als ätiologisches Agens fast immer Staphylococcus aureus-Keime isoliert. Dabei handelte es sich zumeist um chronische Fälle, die zu 75% bereits einmal mit Penicillin erfolglos behandelt worden waren. Bei der Testung auf Penicillinresistenz stellte sich heraus, daß 75% der isolierten Staphylokokken durch eine Penicillinkonzentration von 2 iE/cm³ noch nicht gehemmt werden konnten.

Aus diesen Darlegungen folgt, daß die Widerstandsfähigkeit der zu bekämpfenden Mikroben keine absolute, sondern eine relative Größe ist. Die Penicillinempfindlichkeit der Keime muß daher in jedem Fall einer beabsichtigten Penicillinanwendung vor Einleitung der Therapie erst ermittelt werden. Der gefundene Wert gestattet uns dann, entsprechende Rückschlüsse hinsichtlich der erforderlichen Penicillinkonzentration zu ziehen.

Die theoretisch realisierbare günstigste Konzentration ist aber nicht allein abhängig von der absoluten Anzahl der Penicillineinheiten je Gramm oder Kubikzentimeter einer Trägersubstanz, sondern gleichermaßen von der Applikationsweise. Letztere bestimmt die Art des Kontaktes mit dem Erreger. Grundsätzlich sind 2 Darreichungsformen zu unterscheiden:

a) Durchflutung des Gesamtkörpers mit Penicillin durch Vermittlung der Blutbahn (Inhalation, Injektionen, Suppositorien);

b) umschriebene örtliche Anwendung (feuchte Umschläge, Spray, Cremes, Salben, Puder, Schnupfpulver und Verband mit Penicillium notatum-Pilzrasen (live dressing).

Übergangsformen zwischen a) und b) sind Mundpastillen (Kaugummi), elektrophoretische Einführung des Penicillins in einen umschriebenen Hautbezirk und Injektionen von Penicillinlösungen in eine lokale Affektion.

Die Anwendungsform nach b) hat den großen Vorteil, solch hohe Penicillinkonzentrationen an die pathogenen Keime heranbringen zu können, wie sie bei der Verabreichung nach a) praktisch nicht zu erzielen sind. So beträgt der durchschnittliche Blutspiegel bei einmaliger intramuskulärer Injektion wäßrigen Penicillins von 25000 iE nach 5 min etwa 0,25, nach 1 Std 0,12, nach 2 Std 0,06 und nach 3 Std 0,02 bis 0,03 iE/cm³ Serum, und KOLMER gibt einen durchschnittlichen therapeutischen Blutspiegel von 0,02—0,2 iE/cm³ an, während hingegen bei lokaler Anwendung mehrere hundert Einheiten je Gramm oder Kubikzentimeter der Trägersubstanz direkt an die Erreger herangetragen werden können. Die von verschiedenen Autoren bei gleichen Penicillindosen nach gleichen Zeitintervallen beobachteten schwankenden Penicillinwerte des Blutes dürften auf die wechselnden Faktoren Alter, Gewicht, Nierenfunktion und Krankheitsart zurückzuführen sein, worauf besonders MILLER und BOGER hinweisen.

Zu welcher Anwendungsform man sich im Einzelfalle entschließt, hängt von der Art der vorliegenden Hauterkrankung ab. Ein sich in den tieferen Hautschichten abspielender infektiöser Prozeß wird über die Blutbahn weit besser zu beeinflussen sein als durch noch so hohe lokale Penicillinkonzentrationen. Es ergibt sich daher für die zur Penicillinbehandlung geeigneten Hautaffektionen eine Unterteilung in oberflächliche und tiefe Dermatosen. Die günstige Beeinflussung tiefer Dermatosen setzt natürlich eine hohe Penicillinempfindlichkeit voraus, während nach örtlicher Anwendung bei oberflächlichen Dermatosen durch Steigerung der Konzentration des Medikamentes selbst schwach penicillinempfindliche Keime so gehemmt werden können, daß der Organismus die Infektion zu überwinden vermag. So wurden oberflächliche infektiöse Hautprozesse, deren Erreger 4—10 iE/cm³ Penicillin zur Wachstumshemmung benötigten, durch Erhöhung der Penicillinkonzentration in der Salbe zur Abheilung gebracht. Die Erfahrungen von WAISMAN und GOTS gehen aber dahin, daß Penicillinsalbe bei Staphylokokkenerkrankungen unwirksam ist, wenn die Resistenz größer als 5 iE/cm³ sein soll. Daß aber doch durch Erhöhung der Penicillinkonzentration in geeigneten Fällen Heilung eintritt, zeigten HOPKINS und LAWRENCE, die erst nach einer Konzentration von 100000 iE/cm³ in der Lösung eine Folliculitis barbae heilen konnten.

Zur Penicillinbehandlung geeignete oberflächliche infektiöse Dermatosen sind: Pyodermien in den Formen der sogenannten Sycosis barbae, Ecthyma, Folliculitis, Impetigo contagiosa, ferner sekundär infizierte Dermatitiden und Ekzeme (bedingt) u. a.

Zu den geeigneten tieferen infektiösen Dermatosen zählen: Anthrax, Furunkel, Karbunkel, Erysipel, Erysipeloid, Hidradenitis profunda, Ulcus gangraenosum, Noma, Framboesie, Aktinomykose u. a.

Die oberflächlichen Dermatosen können nach Feststellung der Penicillinempfindlichkeit der Erreger mit den unter b) aufgezählten Methoden behandelt werden. Folgende Gesichtspunkte sind dabei hervorzuheben:

Feuchte Umschläge. Anwendung bei sekundär infizierten, sog. impetiginisierten, nässenden oder bläschentragenden Affektionen. Im allgemeinen werden Lösungen benutzt, die zwischen 500—1000 iE/cm³ enthalten. Die Anwendung erfolgt dreimal täglich, etwa 2 Std lang. Die Zwischenzeit kann man mit der Applikation von Umschlägen einer physiologischen Kochsalzlösung überbrücken. Häufigere Verabreichung führt nicht zu besseren Resultaten, erhöht aber die Gefahr der Sensibilisierung des Epithels gegen das Antibioticum etwa um den 5.—6. Tag (MICHIE und BOILIE). Nach HOFFMANN kann einer solchen vorgebeugt werden, wenn die Therapie nach 4 Tagen durch kurzzeitige Benutzung penicillinfreier Lösung unterbrochen wird. Zu bevorzugen ist eine höhere Konzentration, um eine Heranzüchtung penicillinresistenter Keime zu verhindern.

Spray. Anwendung wie bei feuchten Umschlägen. Er hat sich besonders bei der Folliculitis barbae und bei krustösen und bullösen Pyodermien (sog. Impetigo) bewährt. Die Konzentration soll etwa 500 bis 1000 iE/cm³ betragen. Sein größter Vorteil sind Einfachheit und Sauberkeit der Anwendung. Die Gefahr der Verunreinigung der Lösung durch hinzutretende Bakterien ist gering (im Gegensatz zu Salben). Ein Nachteil ist die relativ kurze Einwirkungsdauer höherer Konzentrationen, da sich die Flüssigkeit ja rasch verläuft. Unter Berücksichtigung des Wirkungsmechanismus des Penicillins fällt dieser Faktor jedoch nicht zu stark ins Gewicht. Eine nachteilige Auswirkung der Spraybehandlung will H. WILDE in einer längeren Nachtpause gesehen haben.

Salben, Cremes. Geeignet bei subakuten und chronisch infizierten Affektionen. Ihr Vorteil liegt in einer länger anhaltenden hohen Penicillinkonzentration. Zwar soll nach HANSEN und Mitarbeitern die Penicillinsalbe den Heilungsprozeß nicht wesentlich beschleunigen (in diesem Zusammenhang ist auf die Untersuchungsergebnisse von RAUCH und WALTHER hinzuweisen, nach deren Beobachtungen Penicillin die Heilung nicht nur nicht beschleunigen, sondern sogar verzögern soll. Im Kapitel VII wird näher auf

Tabelle 2.

Empfindlichkeit der Keime (Anzahl der benötigten Penicillineinheiten/cm³ zur Wachstumshemmung)	Erforderliche Stärke der Penicillinkonzentration in der Salbe
1 iE/cm³	500
2 iE/cm³	1 000
4 iE/cm³	3 000
6 iE/cm³	5 000
8 iE/cm³	7 500
10—20 iE/cm³	10 000—25 000 (?)
20—30 iE/cm³	25 000—50 000 (?)
30—50 iE/cm³	100 000 (?)

diese bemerkenswerten und offenbar bislang nur wenig beachteten Mitteilungen eingegangen), sie heben aber das bemerkenswert schnelle Abklingen von Sekretion und Schmerzen hervor. Als wirksamste Konzentration bewährten sich 1000 iE/g. Auch hier darf wegen der Möglichkeit des Heranwachsens penicillinresistenter Keime nicht niedriger dosiert werden. Wie wichtig eine exakte Dosierung ist, um die Bildung unerwünschter Resistenz zu vermeiden, beweisen die Untersuchungen von DUGUID. Von 66 Staphylococcus aureus-Stämmen, die noch nicht mit Penicillin in Berührung gekommen waren, ließen nur 4,5% eine primäre Resistenz erkennen. Indessen erwiesen sich von 49 aus penicillinvorbehandelten Wunden isolierte Stämme zu 37% als resistent. Eine absolute Festigkeit gegen Penicillin fanden sie aber nicht. CORMIA und ALSEVER regen daher an, die Konzentration in der Salbe der wechselnden Empfindlichkeit des Erregers anzupassen. Tabelle 2 gibt den Vorschlag der Verfasser wieder.

Calciumpenicillin wird wegen seiner geringen Hygroskopie gern benutzt. Als Salbengrundlage sind meist Mischungen verschiedenster Substanzen wie Adeps lanae, Vaseline, Cholesterin, höhere Fettsäuren und Alkohole sowie Agar und Tylose (COLES, BARKER, ROBERTSON,

Cowan) angegeben worden, ohne daß man im allgemeinen von einer besonderen Überlegenheit einer bestimmten Zusammensetzung sprechen könnte. Templeton hat jedoch bei höherem Wassergehalt der Trägersubstanz eine verstärkte Penicillinwirkung bemerkt, Storck und Gundersen bei einer Emulsionssalbe von Öl in Wasser, Hopf bei Penicillin in Lanettewachs, da hier das wasserlösliche Antibioticum in der äußeren Phase wirksam sei. Eine Zunahme des Säurewertes der Salbengrundlage soll nach Abraham und Duthie die Aktivität des Penicillins erhöhen, wahrscheinlich deshalb, weil die ionisierte Form des Penicillins mit den Hydroxylionen um die Stellung an der Zelloberfläche konkuriert. Ein weiterer Vorteil der Penicillinsalbentherapie wird von Ferlaino darin gesehen, daß das Antibioticum in der Salbe nicht durch Eiter, Gewebsflüssigkeiten, Autolysate und Blut gehemmt werden soll.

Nachteile der Salben sind schlechtere Diffundierbarkeit des Penicillins in den Krankheitsherd, die Möglichkeit allergischer Reaktionen gegen die Salbengrundlage, beschränkte Lagerungsfähigkeit infolge Penicillinabbaues, der nach Waisman und Gots bei Zimmertemperatur in etwa 4 Wochen vor sich geht. Bei einigen Industriepräparaten wird aber jetzt eine Haltbarkeit bis zu 3 Monaten angegeben. Ein weiterer Nachteil ist die Gefahr der Verunreinigung. Um das Eindringen von Penicillinase produzierenden Bakterien zu vermeiden, werden fast allgemein Desinfizientien zugesetzt (Phenol, Chlorkresol). Tuben sind selbstverständlich Salbenkruken vorzuziehen. Bei der Auswahl einer geeigneten Salbengrundlage für das Penicillin soll aber nicht nur deren Einfluß auf die Stabilität des inkorporierten Medikamentes berücksichtigt werden. Macek und Mitarbeiter betonen, daß man in den Fällen, in denen das Epithel verlorengegangen oder die Oberfläche sehr feucht ist, mehr eine solche Trägersubstanz wählen müßte, die auch eine gute Affinität zum Wasser besitze. Leider ist aber in einer solchen Salbengrundlage die Haltbarkeit des Antibioticums etwas herabgesetzt. Einen gewissen Nachteil der Salbenbehandlung sieht Hagerman in den Fällen mit größeren erodierten Hautbezirken, da dies eine raschere Resorption des Penicillins bedingen würde. Eine Abnahme des wirksamen Penicillingehaltes der Salbe wäre die Folge. Indessen dürfte bei dem üblichen Penicillingehalt von 500—1000 und mehr Einheiten je Gramm Trägersubstanz dieser Verlust wohl kaum ins Gewicht fallen, worauf Hagerman auch selbst hinweist.

Puder. Penicillinpuderbehandlung wird vorwiegend bei infizierten offenen Wunden angewendet. Dazu wird das kaum hygroskopische, pulverisierte Calciumpenicillin bevorzugt. Vor Mischungen mit Sulfonamiden ist zu warnen, da sich die Gefahr der allergischen Reaktionen der Haut erhöht. Heinlein beschrieb einen Puder, der aus Calciumpenicillin (200 iE/g) und Milchzucker besteht. Er habe ihn in über

3550 Fällen örtlicher Hauteiterungen verwendet und dabei Erfolge gesehen, die die bisher üblichen Behandlungsmethoden übertrafen. Insbesondere habe er kaum Reizungen beobachtet.

Die Notwendigkeit der Penicillinverabreichung durch *Inhalationen*, *Mundpastillen* oder *Suppositorien* spielen in der Dermatologie eine untergeordnete Rolle. Bei der Inhalation werden täglich 200000—1000000 iE in physiologischer Kochsalzlösung (200—1000 cm³) aufgelöst und vermittelst eines Zerstäubers mehrmals eingeatmet. Mundpastillen enthalten etwa 500 iE Penicillin. Alle 2 Std läßt man eine solche langsam im Munde zergehen. In Frage kommt diese Therapie bei infektiösen Mundprozessen. Auch Kaugummi wurde hergestellt. Je Stück enthält dieser 10000 iE Calciumpenicillin. Dadurch soll nach 7stündigem Kauen noch immer Penicillin im Kaugummirest nachweisbar sein. Tabletten mit hohem Penicillingehalt werden gegeben, um über den Verdauungstractus das Antibioticum in die Blutbahn und von dort an den Krankheitsherd zu bringen. Diese Methode wurde besonders bei jüngeren Säuglingen empfohlen, wobei reines, wäßriges Penicillin ohne Zusätze genüge, um über den Magen-Darmkanal einen genügend hohen therapeutischen Blutspiegel zu erzielen (Riess). Da jedoch bei älteren Kindern und Erwachsenen die Magensäure einen erheblichen Anteil des Penicillins vernichtet (Rammelkamp und Keefer), wird es nach György u. a. zusammen mit einem Puffer (Trinatriumcitrat) gegeben. Verabreicht man jede Stunde 20000 iE, so kann man eine Blutkonzentration bis zu 2,4 iE/cm³ Serum erhalten, wie Pfuetze und Nelson nachwiesen. Um auf oralem Wege die gleichen Heilungsergebnisse zu erzielen, muß jedoch trotz dem Puffer etwa 5—10mal mehr Penicillin verabreicht werden, als bei parenteraler Applikation notwendig wäre. Suppositorien enthalten 100000—200000 iE Penicillin in Kakaobutter. Auch bei dieser Anwendungsform geht ein erheblicher Anteil ungenutzt verloren, da das im Kolon liegende Antibioticum durch Penicillinase produzierende Colibacillen zerstört wird. Interessant ist die Beobachtung von Lovelady und Mitarbeitern, nach denen Vaginalsuppositorien einen höheren Blutspiegel ergeben sollen als Rectalsuppositorien, wahrscheinlich deshalb, weil in der Vagina Penicillinase produzierende Bakterien in geringerer Menge zu finden sind. Nach den Untersuchungen von Abel, Farmer und Deucette sei der Penicillinblutspiegel indessen auch nach Anwendung von Vaginalsuppositorien unzureichend. Insbesondere wurde bei jüngeren gesunden Frauen mangelhafte Resorption festgestellt. Ein Wert käme den Vaginalsuppositorien daher nur bei lokalen Scheidenprozessen zu.

Schon bald war man in der Anfangsära der Penicillintherapie verschiedentlich dazu übergegangen, und zwar damals einfach aus Mangel an ausreichend zur Verfügung stehenden Mengen des Antibioticums, den penicillinproduzierenden Pilzrasen direkt auf die zu bekämpfende Hautaffektion aufzulegen (live dressing). Über die Entwicklung dieser therapeutischen Anwendungsform des Penicillins hat ERDMANN eingehender referiert. Nach den Erfahrungen österreichischer Kliniken (HASLAUER, HOLEWKA, PENDL) soll sich dabei ein mit Penicillium notatum beimpfter Nähragar, Peniciplast genannt, nach direkter Auftragung bei lokalen Eiterungen wie Karbunkeln, Furunkeln, ja sogar Erysipelen gut bewährt haben. Die analogen Methoden sind aber amerikanischerseits fast allgemein wieder verlassen worden, einfach deshalb, weil ihnen offenbar keine besonderen Vorteile gegenüber der Anwendung der reinen Penicillinsubstanz zukommen.

Bei der Behandlung tiefer infektiöser Dermatosen muß das Penicillin auf dem Blutwege an den Krankheitsherd herangeführt werden. Da durch die pharmazeutische Industrie immer neue Penicillinpräparate in den Handel kommen, sollen hier keine besonderen Marken hervorgehoben werden. Von einer näheren Beschreibung einzelner Industriepräparate sehen wir daher ab [1]. Von den intramuskulär zu verabreichenden Penicillinzubereitungen kommen dem Prinzip nach 3 Arten in den Handel:

1. wäßriges Penicillin,
2. Penicillin in Öl und Wachs,
3. Penicillin in Kombination mit Novocain und Aluminiummonostearat (Procainpenicillin); letzteres gegebenenfalls noch in Ölen oder Wachsen.

Das im Wasser aufzulösende Penicillin muß entsprechend der beabsichtigten Konzentration im Blut nach FLOREY zu 20000 und mehr iE alle 3—4 Std unter sterilen Kautelen parenteral injiziert werden. Diese Behandlungsmethode ist jedoch sowohl für den Kranken als auch für das Pflegepersonal eine stete Belastung. Es hat daher nicht an Versuchen gefehlt, durch resorptionsverzögernde Zusätze auch bei täglich nur einer oder gar mehrtäglicher Injektion den gleichen beabsichtigten therapeutisch wirksamen Blutspiegel zu erhalten. Dieser Zweck wird durch das sogenannte Depotpenicillin (2 und 3) erreicht. So bildet die Säure Penicillin und die Base Novocain ein Salz, das zusammen mit Aluminiummonostearat injiziert nur gering wasserlöslich ist. Dabei hat das Aluminiummonostearat die Aufgabe, sich schutzmantelartig um die Novocain-Penicillinmoleküle zu legen, um auf diese Weise den Zutritt des Lösungsmittels zu erschweren. Noch nach 8 Tagen konnte man bei entsprechend hoher Dosierung nach einmaliger Injektion Penicillin im Blutserum nachweisen. Eine Procainpenicillin-in-Ölinjektion von 300000 iE läßt noch nach 18—26 Std bei der Mehrzahl

---

[1] Bei der Drucklegung wurde uns eine Arbeit von G. DORNER bekannt, der sich eingehend mit dem Wert der zur Zeit in Deutschland verwendeten Depotpenicilline befaßte.

der Patienten einen therapeutisch wirksamen Wert im Blute erkennen (JONES und SHOOTER u. a.). Die Gefahr einer Überdosierung besteht dabei praktisch nicht. So wurden z. B. 30 000 000 iE täglich parenteral injiziert, ohne daß nach TALBOTT eine Schädigung eintrat.

Zahlreiche andere Methoden wurden natürlich in der Literatur veröffentlicht, die alle eine verzögerte Resorption des Penicillins bzw. eine verzögerte Ausscheidung dieses Medikamentes durch die Nieren zum Ziele hatten, um eben auf diese Weise möglichst lange einen konstanten Blutspiegel zu halten. MOSONYI und Mitarbeiter versuchten die Kenntnis, daß Hippursäure zu einer Verlangsamung der Penicillinausscheidung durch die Nieren führe, praktisch auszunutzen, indem sie eine an Haferflocken reiche Diät gaben, die im Organismus eine Erhöhung der Hippursäuresynthese bewirkte. Auf diese Weise konnten sie noch nach 6 Std im Anschluß an eine 60 000 iE betragende Penicillininjektion eine therapeutisch ausreichende Konzentration im Serum feststellen. CARLINFANTI und MORRA bedienten sich einer Abschnürbinde, um oberhalb der Injektionsstelle, z. B. bei Umspritzung umschriebener tiefer bakterieller Dermatosen an einer Extremität, die Penicillinkonzentration möglichst lange am Ort der erwünschten Wirkung hoch zu halten. Schon eine einfache Zugabe von Blut zur wäßrigen Penicillinlösung bewirkt bei intramuskulären Injektionen eine verzögerte Resorption des Antibioticums (SANNINO und BANERI). Zwar gab BIGGER eine Inaktivierung des Penicillins durch Kontakt mit Blutplasma bekannt, konnte jedoch nach eingehender Nachprüfung von DOLKART und Mitarbeitern keine Bestätigung erhalten. MÜLHENS empfiehlt eine Mischung von Penicillin, Tyloseschleim und pflanzlichem Öl, da auch diese Kombination eine resorptionsverzögernde Wirkung ausüben soll.

Caronamid, eine den Sulfonamiden nahestehende chemische Verbindung, vermag die Nierenausscheidung des Penicillins merklich zu hemmen. Dieser Wirkungsmechanismus beruht auf der Fähigkeit des Caronamids, die Ausscheidung der Tubuli contorti völlig zu unterdrücken, so daß nur noch die Glomeruli arbeiten. Normalerweise scheiden die Tubuli nämlich 80%, die Glomeruli aber nur 20% des Penicillins aus (BEYER u. a.). Vielleicht dürfte dieses Verfahren aber doch nicht ganz ungefährlich sein. MEADS und Mitarbeiter sahen bei entsprechenden Versuchen mit diesem Stoff milde toxische Symptome auftreten (Übelkeit, Erbrechen). Selbst vorübergehende renale Insuffizienz wurde beschrieben (BOGER und Mitarbeiter). Von deutscher Seite hat jüngst IRMER die Wirkung dieses Stoffes geprüft. Toxische Reaktionen hat er jedoch nicht feststellen können.

Das heute vorwiegend in den Handel kommende Penicillin ist das Penicillin G, dessen Natriumsalz als Standardpräparat in 1 mg 1650 iE enthält. 1 iE Penicillin entspricht also einem Gewicht von rund 0,6 γ.

Das Penicillin G hat sich von allen Fraktionen als das zur Zeit gegen Syphilis wirksamste Antibioticum erwiesen. WILLIAMSON und LOURIE konnten nachweisen, daß Penicillin X hingegen bei Hemmungsversuchen an Streptokokken-, Pneumokokken-, Meningokokken- und Gonokokken- stämmen sich 2—8mal wirksamer zeigte als G. Ob daher dem Penicillin X in der Dermatologie in Zukunft eine größere Rolle zukommen wird als bis- her, muß durch weitere entsprechende Untersuchungen geklärt werden.

Es ist darauf hinzuweisen, daß gerade bei der Anwendung des Penicillins in der Dermatologie der Erfolg weitgehend von dem Wissen des Arztes um die der Penicillintherapie eigenen besonderen Gesetze abhängt. Unter Berücksichtigung der hier mitgeteilten Faktoren muß er kritisch entscheiden, ob im Einzelfall lokale Anwendung, intramusku- läre Verabreichung oder eine Kombination beider Methoden das Emp- fehlenswerteste ist. Rückfälle werden nicht ausbleiben, die jedoch nicht ohne weiteres als Penicillinversager im Sinne mangelnder Wirksamkeit des Penicillins zu buchen sind, sondern erst stets einer sachlichen Be- urteilung bedürfen. W. S. HOFFMAN hebt hervor, daß der Vorteil des Penicillins weniger in seiner größeren Wirksamkeit als in seiner geringen Toxizität läge. Gerade dieser Umstand aber verführe nur zu leicht, von einer exakten Diagnose abzusehen und erst einmal Penicillin zu „pro- bieren".

Wichtig ist bei lokaler Behandlung, auch tatsächlich alle Bakterien durch das Antibioticum erfassen zu lassen. Daher empfehlen eine Anzahl Autoren, bei pyodermischen Prozessen das Behandlungsterrain vor Penicillinanwendung zunächst gründlich zu reinigen (Entfernung von Krusten, öffnen der Pusteln). Einen bemerkenswerten Beitrag zu dieser Frage brachten DOSTROVSKY und Mitarbeiter. Sie pinselten sowohl normale Haut wie auch pyodermische Läsionen mit einer Peni- cillinlösung (100—250 iE/cm³). Vor Beginn der Behandlung und 1, 2 sowie 3 Std nach der Pinselung führten sie Abstriche zur Anlegung von Kulturen durch. Es zeigte sich, daß normale Haut schnell steril wurde und es auch nach 3 Std noch blieb. Die pyodermischen Läsionen indessen erforderten bis zu 6 Std fortgesetzte Pinselungen, um alle Mikroben (insbesondere Staphylococcus aureus-Keime) zu vernichten. Die Verfasser halten daher die erwähnte gründliche Reinigung des Krankheitsherdes von Krusten und Schuppen für unerläßlich. Schwieriger dürfte es sein, alle Bakterien in einem abgeschlossenen Focus zu erreichen (GERBER, SHWARTZMAN und BAEHR). In einem solchen Falle müßte der Blutspiegel ja außerordentlich hoch sein, denn schon der übliche Peni- cillingewebsspiegel ist ja stets kleiner als die Blutplasmakonzentration.

Immer eine nachgewiesene Penicillinempfindlichkeit der Erreger vorausgesetzt, hat eine wochenlang fortgesetzte Lokaltherapie keinen Sinn, wenn die anfangs eingetretene Besserung nicht über dieses Stadium hinauskommt. Die Züchtung penicillinresistenter Keime würde so sicher erreicht. Dabei ist wichtig zu berücksichtigen, daß eine seborrhoische Grundlage bei pyodermischen Affektionen wie Folliculitis barbae (Sycosis) und oberflächlichen Strepto- und Staphylodermien (Impetigo) leichter zu Rezidiven prädisponiert, was auch TAYLOR und HUGHES sowie HELLIER und HODGSON u. a. beobachten konnten. Ferner muß man sich bei der Behandlung ekzematöser Veränderungen immer die Frage vorlegen, ob es sich bei den nachgewiesenen Erregern wirklich um die Ursache des Ekzems im Sinne von STORCK handelt. Die Haut ist reich an Anflugskeimen, ganz besonders in ekzematös erkrankten Gebieten, wie MARCHIONINI und seine Mitarbeiter mit der Glockenmethode nachgewiesen haben. Auffallend viele penicillinresistente Staphylokokken in alten Ekzemherden fanden WAISMAN und GOTS u. a.

Es ist ein Grundsatz aller mit der Penicillinbehandlung vertrauter Untersucher, nach erfolgter Abheilung nicht sofort die Therapie zu beenden, sondern diese noch etwa 4—6 Tage fortzusetzen. Dadurch soll die Gefahr der Heranzüchtung penicillinresistenter Bakterien verringert werden. Der Auffassung von DU BOULAY, ohne Resistenztestung der Bakterien, gleichsam versuchsweise Penicillin zu geben, vermögen wir uns nicht anzuschließen. Solche Maßnahmen könnten das Ansehen des Penicillins bei der Therapie dermatologischer Affektionen herabsetzen. Wie GOLDMAN, SUSKIND und FRIEND und andere Autoren haben wir die Erfahrung gemacht, daß eine richtig zubereitete und kritisch benutzte Penicillinsalbe eine wertvolle Ergänzung der dermatologischen Therapie darstellt.

ZENNER vergleicht die Behandlungsergebnisse bei bakteriellen Hautkrankheiten nach Sulfonamid- und Penicillinanwendung. Die bis zur Einführung der Sulfonamide in die Therapie üblichen bactericiden Medikamente konnten durch erstere nicht verdrängt werden. Anders liegen die Verhältnisse beim Penicillin. Die bakteriostatische bzw. bactericide Wirksamkeit des Penicillins ist weit überzeugender als jene der Sulfonamide, was meist schon nach einmaliger Anwendung deutlich in Erscheinung tritt. Trugschlüsse durch günstige Auswirkung der Salbengrundlage bei dem Behandlungserfolg wurden dadurch vermieden, daß der Verfasser bei seinen vergleichenden Untersuchungen nur mit wäßrigen Lösungen arbeitete. ROBERT, der ähnliche Vergleiche anstellte, ist indessen hinsichtlich der Überlegenheit des Penicillins über die Sulfonamide zurückhaltender.

Eine Rezidivursache liegt ferner in der Möglichkeit, neben den nachgewiesenen penicillinempfindlichen Erregern Penicillinase produzierende Keime im Krankheitsherd zu haben. Entscheidend für die endgültige Beurteilung einer mit Penicillin behandelten Dermatose kann jedoch nur eine genügend lange Nachbeobachtungszeit sein. Nicht immer wurde in der Anfangsära der Penicillintherapie diesem Umstand Rechnung getragen.

Kontraindikationen gegen die Penicillinbehandlung von Hautkrankheiten sind bei Salbenapplikation Überempfindlichkeit gegen die Salbengrundlagen, weiterhin der Nachweis penicillinresistenter Bakterien, vor allem aber Penicillinüberempfindlichkeit des Patienten. Auf eine zusätzlich relative Kontraindikation macht Nochimowski aufmerksam. Bei stark penicillinempfindlichen Bakterien könnte es zu einem plötzlich ausgedehnten Abbau aller Mikroben kommen, der eine Jarisch-Herxheimersche Reaktion bedinge. Unter Umständen führe dann eine solche Reaktion zur weiteren Schädigung bereits erkrankter Organe (z. B. der Nieren), oder zum Aufflammen einer inaktiven Tuberkulose. Besondere Dosierung und große Aufmerksamkeit sind in solchen Fällen zu fordern.

Abschließend möchten wir eine Frage nicht unerwähnt lassen, die hinsichtlich der Gefahr der Heranzüchtung penicillinresistenter Erreger sicherlich einer näheren Betrachtung Wert ist. Soll man dem Laien Penicillinsalben und -lösungen, die in allmählich zunehmendem Maße auf dem Markte erscheinen, frei zugänglich machen oder nicht? Vieles hat die Bevölkerung ja im Laufe der Nachkriegsjahre von dem ,,Wundermittel" Penicillin gehört. Es ist daher nicht überraschend, wenn kranke Menschen mit großer Erwartung nach diesem Medikament greifen, sofern es nur noch zugänglicher werden sollte. Es kann aber nicht geleugnet werden, daß ein unsachgemäßer Gebrauch des Penicillins der Züchtung penicillinresistenter Bakterien förderlich ist, ein Vorgang, der sich vielleicht schon in angloamerikanischen Ländern anzubahnen scheint. Bereits heute soll nach Reimann in den USA. ein hoher Prozentsatz allen Penicillins unsachgemäß angewendet werden. Wird nun die Folge eine allmählich nachlassende Wirkung des Penicillins sein? Soll man in Vorbeugung dieses unerwünschten Ereignisses das Penicillin Laienhänden entziehen? In Anbetracht der geschilderten Gefahren sind wir der Ansicht, daß Penicillinsalben, wie auch alle anderen Anwendungsformen dieses Antibioticums, nur auf ärztliches Rezept verabreicht werden sollten.

VII. Penicillinnebenerscheinungen.

Die ursprüngliche Auffassung von Fleming, im Penicillin ein Therapeuticum zu besitzen, das von allen uns bisher bekannten Arzneimitteln die geringste Toxizität aufweist, bestätigte sich, doch sollte sich schon sehr bald zeigen, daß es keinesfalls frei von Nebenerscheinungen überhaupt ist. Die durch die bemerkenswerten Antigeneigenschaften des Antibioticums ausgelösten Reaktionen führten seit seiner Einführung

in den Arzneischatz zu zahlreichen Veröffentlichungen, deren kritische
Beurteilung, ob es sich im jeweiligen Falle wirklich um echte oder nur
scheinbare Penicillinunverträglichkeitserscheinungen gehandelt hat,
durch mehrere Faktoren erschwert wird. Einmal sind es die in der Frühpenicillinära noch nicht völlig ausgeschalteten Verunreinigungen der
Präparate, die Anlaß zu unerwarteten Reaktionen gaben. So führen
NOLAN und PEDIGO einen Fall von Juckreiz und Quaddelbildung mit
nachfolgender starker Schuppung nach intramuskulärer Penicillinverabreichung auf Unreinheiten im Medikament zurück. FERLAINO, der mit
Salben, feuchten Umschlägen und Injektionen arbeitete, glaubt, alle
seine Kontaktdermatitiden durch Verunreinigungen erklären zu können,
eine Ansicht, die unseres Erachtens aber wiederum zu extrem sein
dürfte. BAREFOOT und OLANSKY behandelten mit einem ebenfalls noch
Beimischungen enthaltenden Handelspräparat und erhielten ein generalisiertes Erythem mit starkem Juckreiz und Ödemen. Eine intra-
dermale Testung mit dem verwendeten Medikament ergab eine positive
Reaktion, während krystallines Penicillin gut vertragen und dann zur
Fortsetzung der Behandlung auch weiter herangezogen wurde. Sicherlich dürfte auch der Fall von GOLDMAN durch Verunreinigungen bedingt
sein, bei dem sich nach einer bestimmten Natriumpenicillinlösung eine
Cheilitis einstellte. Eine Testung mit der benutzten Lösung verlief
positiv, drei andere Natriumpenicillinsalzlösungen riefen indessen keine
Reaktion hervor.

Nicht immer wurde der Umstand gebührend berücksichtigt, daß wir
bei Ekzemen und Dermatitiden nicht selten mit einer Parallergie rechnen
müssen, d. h. mit einer vorübergehenden, erhöhten Reizbarkeit der Haut
gegen verschiedenste Stoffe, unter denen dann eben auch Penicillin im
gegebenen Zeitpunkt Unverträglichkeitserscheinungen hervorzurufen
vermag. Ebenso darf die sogenannte JARISCH-HERXHEIMERsche Reaktion, die infolge erhöhten Bakterienzerfalls Exantheme auslöst, nicht
als Ausdruck einer Penicillinüberempfindlichkeit gedeutet werden. Bei
richtiger Erkenntnis der Zusammenhänge ist in solchen Fällen sogar
die Behandlung mit Penicillin fortzusetzen. Ein daraufhin erfolgendes
Abklingen der Erscheinungen kann als Beweis für den Charakter der
Eruption im Sinne der HERXHEIMERschen Reaktion dienen.

Hat das verabreichte Penicillin aber tatsächlich eine Allergisierung
bewirkt, so sollte dies voraussetzen, daß das Medikament eine Zeitlang
gut vertragen wurde. Erst im Laufe dieser Behandlung kommt es ja
zur zunehmenden Antikörperbildung im Organismus, die dann eines
Tages plötzlich Unverträglichkeitssymptome in außerordentlich mannigfaltiger Form in Erscheinung treten läßt. Von diesem Zeitpunkt an
wird dann jede Penicillinanwendung zu echten Nebenerscheinungen
führen. Den diesen bekannten Allergisierungsvorgang aufweisenden

Fällen stehen nun jene Patienten gegenüber, bei denen wir sofort bei erstmaliger Anwendung schon nach wenigen Stunden unerwünschte Nebenerscheinungen feststellen können (etwa 3%). Hier handelt es sich um eine Idiosynkrasie, deren ursächliche Klärung nicht immer möglich sein dürfte. Auch diese Reaktionsform ist natürlich als echte Penicillinüberempfindlichkeit aufzufassen. Ein gewisser Prozentsatz solcher Idiosynkrasiefälle fand in vorausgehenden Pilzinfektionen seine Aufklärung, denn PECK, SIEGAL und Mitarbeiter zeigten, daß die durch Penicillinüberempfindlichkeit hervorgerufene „spontane" Reaktion bei solchen Patienten dreimal häufiger war, die gleichzeitig eine positive Trichophytinquaddel aufwiesen. SUCHECKI hebt die größere Reaktionsbereitschaft der Haut nach Penicillin beim Vorliegen einer Pilzerkrankung hervor. Einen in gleicher Richtung weisenden Zusammenhang läßt auch die nach Penicillingabe bei Pneumonie entstandene Dermatitis exfoliativa, veröffentlicht von FARRINGTON und TAMURA, annehmen. DERZAVIS und BEINSTEIN beschreiben eine hämorrhagische, gangränöse, exfoliative Dermatitis nach Penicillin in Öl und Bienenwachs bei einem 56jährigen Mann, der gleich im Anschluß an die erste Injektion von 300000 iE schwerste Hauterscheinungen bekam. Öl und Bienenwachs zeigten — allein getestet — keinen Effekt. Die heftige idiosynkrasische Reaktion führen die Verfasser auf eine frühere Sensibilisierung durch Dermatomyceten zurück (Gruppensensibilisierung). Selbstverständlich prädisponiert eine auf allergische Neigung deutende Vorgeschichte des Patienten wie Urticaria, Rhinitis vasomotorica, Ekzem usw. ganz besonders zum Auftreten unerwünschter Penicillinnebenerscheinungen, auf die von deutscher Seite vor allem LÖHE und TELLER hingewiesen haben. CORMIA, LEWIS und HOPPER konnten auf Grund tierexperimenteller Studien die Annahme stützen, daß vorausgehende Sensibilisierung durch Pilze Penicillinreaktionen auslöst, die selbst schockartigen Charakter tragen. Klinisch wiesen sie bei Patienten mit einer akuten Hautpilzerkrankung in 40% aller Fälle einen nach 48 Std positiven Penicillintest (intracutan) nach. Daß schockartige Formen aber auch beim Menschen vorkommen, beweist eine Veröffentlichung von WILENSKY über einen sogar tödlich verlaufenen, verzögerten anaphylaktischen Schock nach Penicillin. ISLER und KARABADJAKIAN bestätigten durch tierexperimentelle Untersuchungen die Wechselbeziehungen zwischen Hautmykosen und Penicillin. Es gelang diesen Verfassern, aus der Kultur des Penicillium notatum einen Stoff zu gewinnen, der dem trockenen Trichophytin von BLOCH entsprach. Es war möglich, Meerschweinchen mit der aus Penicillium notatum isolierten Substanz zu sensibilisieren. Mit Trichophytin sensibilisierte Meerschweinchen reagierten auf Injektionen des Penicillium notatum-Stoffes positiv. GÖTZ berichtete über eine Penicillindermatitis infolge Gruppensensibilisierung nach Erythrasma. Dieses Ereignis überraschte, da eine Sensibilisierung durch diese oberflächliche Mykose, die zum Teil von einigen Autoren überhaupt nur als Saprophytie angesehen wird, kaum erwartet werden konnte. Von 12 weiteren nur an Erythrasma leidenden Patienten, die bislang noch nie mit Penicillin in Berührung gekommen waren, reagierten aber 6 positiv auf Trichophytin (1:50), von denen gleichzeitig 4 ein positives bzw. schwach positives Ergebnis nach der intracutanen Penicillinquaddel (2000 iE) erkennen ließen.

Eine gerechte Beurteilung, in welchem Umfange Penicillin in der Lage ist, direkte Unverträglichkeitserscheinungen auszulösen, wird weiter erschwert durch die verschiedensten Applikationsweisen des Antibioticums. Solange es sich nur um wäßrige Penicillinlösungen handelt, erscheint dies noch am leichtesten. Denken wir aber an die zahlreichen als Trägersubstanzen empfohlenen Mittel, wie z. B. Salben und Cremes, so ist zu berücksichtigen, daß letztere auch ihrerseits wieder Anlaß zu lokalen Reaktionen sein können, die aber von der echten Penicillinunverträglichkeit zu trennen sind. So stellten GOTTSCHALK und Mitarbeiter zwar in 5 Fällen nach Penicillinsalbe eine Kontaktdermatitis fest, konnten aber nur bei 2 Patienten eine tatsächliche Penicillinüberempfindlichkeit nachweisen. MEARA fand in 3 Fällen einer Dermatitis eczematosa nach Penicillinsalbe stets Verträglichkeit des reinen Penicillins, wie überhaupt am University College Hospital in London nach persönlicher Unterrichtung die Penicillinüberempfindlichkeit der Patienten bei lokaler Anwendung gering war. Bei dem Versuch, die geeignetste Anwendungsweise des Penicillins bei bakteriellen Dermatosen ausfindig zu machen, kam es in fast allen Fällen von TAYLOR und HUGHES zur Ekzematisation, was die Verfasser aber auf ein reizendes Paraffin der Salbengrundlage zurückführten.

Es ist aus verständlichen Gründen nicht möglich, die bisherigen Veröffentlichungen über Penicillintherapie und den Charakter ihrer Nebenerscheinungen in dem hier besprochenen Sinne eindeutig gegeneinander abzugrenzen. Wir wollten aber im Hinblick auf zukünftige Arbeiten über diesen Gegenstand auf die für die Beurteilung entscheidenden Gesichtspunkte hingewiesen haben.

Wenden wir uns nun näher der Art und Häufigkeit der bei der Penicillindarreichung auftretenden Nebenerscheinungen zu, so können diese einmal die Folge einer cutan-vasculären Allergisierung sein (vorwiegend ausgelöst durch Verbringung des Penicillins in die Blutbahn), zum anderen Ausdruck einer epidermalen Überempfindlichkeit (vorwiegend ausgelöst durch direkten Kontakt des Penicillins mit der Haut). Entsprechend dem Substrat der Sensibilisierung können wir daher schematisch die Penicillinnebenerscheinungen in 2 große Gruppen einteilen.

I. Cutan-vasculäre Form der Reaktion (Urticaria, erythematöse und vesiculöse Reaktionen bzw. Übergangsformen).

II. Epidermale Form der Reaktion (Kontaktdermatitis).

Diese beiden Gruppen umfassen die erfahrungsgemäß häufigsten Zwischenfälle bei der Penicillinanwendung in der Dermatologie. Dabei schwanken die Prozentzahlen der Sensibilisierung bei den einzelnen Autoren nicht unbeträchtlich.

Häufigkeit der Penicillinnebenerscheinungen nach vorwiegend parenteraler Applikation (Gruppe I).

KOLODNY und DENHOFF: Bei nichthautkranken Patienten 6%, bei hautkranken Patienten 25%.
TEMPLETON und Mitarb.: Gleiche Erfahrungen wie KOLODNY.
SIGEL: Urticarielle Reaktionen häufig.
SAWICKY und REIN: 3—5% (Penicillin in Erdöl und Wachs).
GORDON: 2,8% bis weniger als 1%, nach der Literatur.
NEWMAN: 3% (wenn nur bei Syphilis verwendet).
PECK, SIEGAL und Mitarb.: 5,4%,
MORGINSON: 2—3% (bei Patienten ohne allergische Vorgeschichte).
STORCK: 0%.
LYONS: 5,5% (Urticaria).
PILLSBURY, STEIGER: 2% (Urticaria).
BARWASSER: 15%.

Häufigkeit der Penicillinnebenerscheinungen nach vorwiegend lokaler Applikation (Gruppe II).

GOTTSCHALK und Mitarb.: 4%.
CORMIA, JACOBSON und SMITH: 0,5% (ernstere Reaktionen).
CANIZARES: 2,3%.
GOLDMAN, FRIEND, MASON: 4,5%.
HELLIER: Unter tausenden von Fällen nur 8—10 bewiesene Penicillinreaktionen.
MILLER, RODRIQUEZ, DOMONKOS: 2—13%.
HALLET: 7%.
BAREFOOT und OLANSKY: 2—4%.
WRONG: Gut über 10%.
NEWMAN: Über 30% (wenn bei chronischen, infizierten, ekzematösen Dermatosen verwendet, unabhängig von der Art der Verschreibung).
STERNBERG und LEVAN: 10—15%.
BARKSDALE, FROST, NOLAN: 8—10%.
TOBIAS: 10%.
HOPKINS und LAWRENCE: Über 40% (bei sekundär infizierten Ekzemen).
STORCK: 3,8%.
PILLSBURY: 15%.

Von 10420 Patienten reagierten nach ANDERSON und KEEFER sowohl nach lokaler als auch parenteraler Anwendung 8,2% aller Kranken mit verschiedenartigsten Unverträglichkeitssymptomen.

Das zeitliche Auftreten der allergischen Erscheinungen erfolgt bei der cutan-vasculären Reaktion durchschnittlich zwischen dem 7. bis 10. Tag nach Behandlungsbeginn, bei der epidermalen Reaktion zwischen dem 4.—6. Tag. HINMAN und WARNER berichten über Verzögerung der Reaktion nach Penicillin, die 2—28 Tage betragen kann, sich jedoch durchschnittlich auf 14 Tage beläuft.

In diesem Zusammenhang erscheint die Veröffentlichung von KINKEL.-DIERKS und KINKEL über das Auftreten einer Erythrodermia desquamativa Leiner nach Penicillin bemerkenswert. Die Verfasser beschrieben ein solches Ereignis bei 2 ernährungsgestörten Säuglingen, die gleichzeitig wegen eitriger, zum Teil phlegmonöser Hautprozesse mit Penicillin behandelt wurden. Nachdem im 1. Fall insgesamt 200000 iE mit günstigem Resultat gegeben worden waren, folgte 16 Tage nach der 1. Penicillinbehandlung wegen eines Rezidivs eine nochmalige Dosis von 200000 iE. Nach weiteren 10 Tagen war fast alles abgeheilt. Plötzlich aber entwickelte sich das Bild der LEINERschen Erkrankung, an der der Säugling schließlich zugrunde ging. Ein ähnlich verlaufender 2. Fall konnte jedoch nach Bluttransfusionen und örtlichen therapeutischen Maßnahmen am Leben erhalten werden. Die Verfasser glauben, die Entstehung der LEINERschen Erkrankung auf das Penicillin zurückführen zu dürfen. Ob indessen hier tatsächlich ein Zusammenhang zwischen der Erythrodermie und der Penicillindosierung besteht, ist objektiv schwer zu entscheiden. Ungewöhnlich ist, daß der Beginn der Erythrodermie im 1. Fall am 39. Tag, im 2. Fall am 26. Tag nach Einleitung der Penicillintherapie begann. Vor Ausbruch der LEINERschen Erkrankung liegt ein kürzeres, fast hautgesundes Intervall.

Warum übrigens die epidermale Sensibilisierung schneller eintritt, ist noch nicht recht geklärt. HALLET vertritt die Meinung, daß die in allen Fällen doch entzündete oder erodierte Haut geneigter sei, leichter sensibilisiert zu werden.

Übergänge der beiden aufgestellten Reaktionsgruppen sind natürlich möglich. So kann es durch allgemeine Sensibilisierung nach penicillinbedingten Kontaktdermatitiden bei späterer parenteraler Anwendung des Antibioticums zum Auftreten urticarieller oder erythematöser Exantheme kommen; ja, eine Penicillinsalbe wurde sogar gut vertragen, und doch traten in 4 von HASWELL und WILKINSON veröffentlichten Fällen bei späterer intramuskulärer Verabreichung serumkrankheitsähnliche Symptome auf.

Eine besondere allergische Reaktionsform stellt das ARTHUSsche Phänomen dar. Nach wiederholten intramuskulären Einspritzungen zeigen sich plötzlich im Injektionsbereich zunehmende Rötung, Schwellung und Verhärtung, die sich in seltenen Fällen bis zur Nekrose steigern können. Diese Veränderungen müssen auf eine im Verlauf der Behandlung entstandene lokale Gewebsüberempfindlichkeit zurückgeführt werden. Wir hatten an der Universitäts-Hautklinik Hamburg vereinzelt Gelegenheit, solche Bilder, allerdings ohne Zeichen einer Nekrose, zu beobachten. Nach Absetzen der Penicillininjektionen klingen sie rasch ab. BOELTER und HATOFF beschreiben das Auftreten eines SHWARTZMANschen Phänomens bei einem 10jährigen Kinde, das wegen einer Pneumonie mit Penicillin behandelt werden mußte. Nach täglichen Penicillininjektionen trat plötzlich am 9. Tag in dem Gebiet der ersten Injektionen starker Juckreiz und Quaddelbildung auf, die ebenfalls nach Absetzen des Penicillins rasch zurückgingen. Auf Grund der mitgeteilten Daten sind wir indessen geneigt, bei der beschriebenen Reaktion eher eine lokale Allergisierung im Sinne des ARTHUSschen Phänomens anzunehmen.

Alle diese Angaben über Häufigkeit und Art der Penicillinnebenerscheinungen müssen in Rechnung gestellt, wenn auch vielleicht nicht überbewertet werden, denn zweifellos liegen auch genügend Berichte in der Literatur vor, nach denen die Intensität der auftretenden Nebenerscheinungen oder ihre Häufigkeit als gering bezeichnet werden (MAHONEY, FRANKS und Mitarbeiter, HELLIER, MEARA, SUCHEKI, STORCK, LANGER, ROBERT, MIESCHER, ZINZIUS u. a.). MENDEL und PROSE haben über 5000 Patienten mit Penicillin behandelt, sowohl parenteral als auch lokal, jedoch waren nur in 0,12% aller Fälle die aufgetretenen Reaktionen nach Penicillin so heftig, daß von einer weiteren Verabreichung dieses Medikamentes Abstand genommen werden mußte.

Gegen die lokale Anwendung des Antibioticums in der Dermatologie wird bisweilen der Einwand vorgebracht, es könnte durch eine epidermale Sensibilisierung im Falle einer späteren, ernsten, penicillinbehandlungsbedürftigen Krankheit der Weg zur Heilung verschlossen werden. Wie aus dem Schrifttum hervorgeht, dürfte es aber doch extrem selten sein, daß ein infektiös lebensbedrohender Zustand nur deswegen nicht mit Penicillin behandelt werden konnte, weil der Patient an erworbener Penicillinüberempfindlichkeit litt. MAHONEY, mit seinen reichen Erfahrungen auf diesem Gebiete, sah unter tausenden von penicillinbehandelten Patienten nicht einen solchen Fall. Und selbst wenn er eintreten sollte, kann man auf dem Wege der Desensibilisierung doch noch versuchen, eine erfolgreiche Penicillintherapie zu ermöglichen. Ein solches Ereignis beschrieben O'DONOVAN und KLORFAJN. Im übrigen kann sich bei jeder Art von Penicillinanwendung, also auch nach parenteraler Therapie, eine Sensibilisierung entwickeln, die eine spätere erneute Verwendung ausschließen würde. Ein Beispiel dafür ist eine von KRUSIUS mitgeteilte Purpura mit Thrombopenie, die nach der 3. Penicillinbehandlung (parenteraler Applikation) auftrat. Andererseits soll nicht unerwähnt bleiben, daß eine Anzahl der Autoren erhöhte

Neigung zum Auftreten unerwünschter Hauterscheinungen nach Penicillin bemerkt haben, wenn es sich allgemein um *hautkranke* Patienten handelte, so z. B. BLACK, THOMAS und Mitarbeiter. In unserer Übersicht über die Häufigkeit von Penicillinüberempfindlichkeitsreaktionen wiesen wir bereits darauf hin, daß KOLODNY und DENHOFF bei intramuskulärer Verabreichung bei 25% aller hautkranken Patienten pathologische Reaktionen fanden, im Gegensatz zu nur 6% bei hautgesunden. Ähnliche Erfahrungen erhöhter Empfindlichkeit machte SUCHECKI, und auch MORGINSON hebt die größere Reaktionsbereitschaft hautkranker Menschen hervor. Je ausgedehnter dabei der Krankheitsprozeß ist, um so mehr vergrößert sich nach FÖLSCH u. a. die Wahrscheinlichkeit des Auftretens unerwünschter Nebenerscheinungen. Die Gefahr der Sensibilisierung erhöht sich bei lokaler Applikation des Penicillins, weshalb SAWICKY und REIN wegen zunehmender örtlicher Anwendung des Penicillins auch eine beträchtliche Zunahme der Unverträglichkeitserscheinungen erwarten. Indessen scheint sich diese Annahme bisher nicht bestätigt zu haben. Auf jeden Fall ist bei ekzematöser Neigung des Patienten Vorsicht bei der lokalen Penicillinanwendung geboten, denn in der Beobachtung, daß gerade solche Menschen verstärkt zu Penicillinüberempfindlichkeitserscheinungen neigen, herrscht bei vielen Untersuchern Übereinstimmung. Ferner soll höhere Konzentration und eine lang ausgedehnte Behandlung die Gefahr der Sensibilisierung verstärken. Nur wenige Autoren gehen aber so weit, wegen der geschilderten Gefahren die lokale Penicillinbehandlung bei Hautkrankheiten überhaupt abzulehnen (BARKSDALE, FROST und NOLAN). MORGINSON spricht von einer zunehmenden Tendenz, Penicillin als Routinebehandlung in cutaner Form nicht mehr zu verwenden, und NEWMAN will es nur dann geben, wenn gegen andere örtlich verschriebene Mittel eine Überempfindlichkeit besteht. Ähnlicher Anschauung sind COHEN und PFAFF. Unseres Erachtens dürfte aber gerade in solchen Fällen Penicillin nicht das geeignete Ersatzpräparat sein, weil es auf Grund seiner Antigeneigenschaften mit nicht geringer Wahrscheinlichkeit ebenfalls nicht vertragen würde, es sei denn, man machte sich die Auffassung von MOLINARI zu eigen, der auf Grund klinischer und experimenteller Studien im Penicillin antiallergische Eigenschaft gefunden zu haben glaubt. Er empfiehlt daher, das Antibioticum als Mittel der Wahl bei Hautallergien und insbesondere bei schweren Verbrennungen zu verabfolgen.

Der Vorschlag von TEMPLETON und Mitarbeitern geht dahin, vor Applikation einer Penicillinzubereitung auf eine größere Hautfläche erst 2—3 Tage lang eine Läppchenprobe durchzuführen. Leider wird sich eine solche Forderung, wenn sie auch auf jeden Fall anzustreben ist, in der Praxis schlecht verwirklichen lassen, denn der Patient möchte natürlich mit seiner Erkrankung nicht noch mehrere Tage unbehandelt

bleiben, nachdem er erst einmal den Arzt aufgesucht hat. Die Läppchenprobe wird allerdings durchaus nicht von allen Autoren als zuverlässig
angesehen (SUCHECKI, MENDELL und PROSE, PECK, SIEGAL und Mitarbeiter). Letztere halten die intracutane Testung (2000 iE in 0,1 cm³),
deren Ergebnis aber auch erst nach 48 Std endgültig abgelesen werden
darf, für die zuverlässigste Prüfung auf Penicillinempfindlichkeit. Erstmalig beschrieben wurde sie von WELCH und ROSTENBERG in Anlehnung
an die Tuberkulintestung nach MANTOUX.

Es ist natürlich von Wichtigkeit, im Falle einer auftretenden Penicillinsensibilisierung Gegenmaßnahmen treffen zu können. Welche Möglichkeiten stehen uns nun in dieser Hinsicht zur Verfügung? Einmal
können wir versuchen, nur die krankhaften Nebenerscheinungen sym-
ptomatisch zu bekämpfen, oder aber zum anderen den Patienten gegen
das Antibioticum unempfindlich zu machen. Die besten Erfahrungen
in der symptomatischen Behandlung der Überempfindlichkeitserschei-
nungen nach Penicillin wurden bisher mit Antihistaminen gemacht, die
entweder oral, subcutan oder auch intravenös verabreicht werden
(MORGINSON, DEAN, WILLCOX, WRONG, LANGER, MARCHIONINI u. a.).
PILLSBURY, STEIGER und GIBSON schlagen bei Urticaria vor, Penicillin
zunächst abzusetzen. Antihistamine werden dann 3mal täglich oral oder
in schweren Fällen intravenös gegeben. Ein Abklinger der urticariellen
Erscheinungen wird innerhalb von 12 Std erwartet. Nach Wechsel
des Penicillinpräparates injiziert man anschließend versuchsweise 1000 iE
intramuskulär. Gleichzeitig wird mit Antihistaminen weiterbehandelt.
Tritt nach 6 Std keine Reaktion auf, werden jetzt 10000 oder
20000 iE verabfolgt, und nach Ablauf weiterer 4 reaktionsfreier Stunden
setzt man unter allmählicher Reduzierung der Antihistamindosen die
ursprüngliche Penicillinmedikation fort. Depotpenicillin sollte aus er-
klärlichen Gründen in solchen Fällen keine Verwendung finden. Bei
Rückfall ist jedoch die Penicillinbehandlung für einen Monat oder länger
völlig auszusetzen. Keinen Erfolg bei schweren Nebenerscheinungen
nach Antihistaminen sahen DERZAVIS und BEINSTEIN, nur einen geringen
SIGEL.

Eine Desensibilisierung der Patienten kann sowohl oral als auch
intracutan erfolgen. O'DONOVAN und KLORFAJN gaben einem 30jährigen
Patienten mit anaphylaktischem Schock nach intramuskulärer Penicillinapplikation 14 Tage lang 15000 iE oral mehrmals täglich. Es gelang
den Verfassern, auf diesem Wege eine vollkommene Unempfindlichkeit
gegen das Antibioticum zu erreichen. PECK und Mitarbeiter benutzen zur
Desensibilisierung vorzugsweise eine intracutane Methode. Durch intracutane oder orale Gaben konnten sie bei 8 Patienten eine gute Verträglichkeit des Medikamentes erreichen. Auch ANDRINI berichtet über eine
erfolgreiche Desensibilisierung nach schwerer Erythrodermie vermittels

kleiner intradermaler Penicillindosen. Das intracutane Desensibilisie
rungsschema wird wie folgt vorgeschlagen (PECK und Mitarbeiter)

Injektionen (i. c.)	Anzahl der Penicillineinheiten je Kubikzentimeter	Injektionen (i.c.)	Anzahl der Penicillineinheiten je Kubikzentimeter
1.	200	7.	2500
2.	400	8.	3000
3.	800	9.	5000
4.	1200	10.	10000
5.	1600	11.	15000
6.	2000	12.	20000

Der Zwischenraum zwischen den Injektionen soll 2—3 Tage betragen
Erscheint aber Eile geboten, so können auch tägliche Gaben versucht
werden. Je nach der Empfindlichkeit kann man mit der ersten Dosis
noch weiter zurückgehen. Löst die folgende Dosierung erneut Unverträglichkeitserscheinungen aus, dann gibt man wieder die geringere
Menge des Vortages.

Während die Haut aber bei lokaler Penicillinanwendung nur verhältnismäßig wenige Reaktionsmöglichkeiten besitzt, sind die pathologischen Nebenerscheinungen des Gesamtorganismus nach innerlicher
Verabreichung weit mannigfaltiger. MORGINSON hat die bei der parenteralen Applikationsweise bisher beobachteten verschiedensten klinischen Nebenerscheinungen zusammengefaßt, die wir modifiziert nach
TALBOTT und ergänzt durch unsere eigenen Beobachtungen wiedergeben.

Erythem	Schwindel
Dermatitis acuta	Krämpfe
Dermatitis exfoliativa	Periphere Nervenlähmungen
Asthma	Nasenblutungen
Angioneurotisches Ödem	Hautblutungen
Urticaria	Eosinophilie
Glottisödem	Thrombopenie
Pruritus	Serumkrankheitsähnliches Syndrom
Erythema exsudativum multiforme	Hämaturie
Erythema nodosum	Anurie
Schüttelfrost	Azotämie
Fieber	Dysmenorrhoe
Kopfschmerzen	Menorrhagie
Übelkeit	Abortus
Erbrechen	Seröse Apoplexie
Depressionen	Müdigkeit
Erregungszustände	Diarrhoe
Verwirrtheitszustände	Arthralgische Beschwerden
	Lingua nigra.

Nur selten nehmen die geschilderten Nebenerscheinungen bedroh-
lichere Formen an. Daß sie aber eintreten können, beweisen die von
WILENSKY, WALDBOTT sowie von RABINOVITCH und SNITKOFF mitgeteilten Todesfälle als Folge schwerer Penicillinüberempfindlichkeits-

reaktionen. Die Verfasser mahnen daher bei allen älteren Personen, insbesondere beim Vorliegen einer allergischen Anamnese, zur Vorsicht.

Von Interesse scheint uns noch eine nicht so seltene Nebenerscheinung zu sein, die bei vorwiegend oraler Verabreichung des Penicillins zu einer Verfärbung der Zunge führt (in 30% aller Fälle). Diese Verfärbung beginnt etwa 2—4 Tage nach Einleitung der oralen Penicillinbehandlung (Lösungen, Spray, Pastillen, Kaugummi, Inhalationen). Die Verfärbung lokalisiert sich an den filiformen Papillen und ist besonders auf dem Zungenrücken sehr betont. Die Farbe ist gelbbraun, bräunlichgrün, grünlichschwarz oder gar schwarz. Sie fehlt am Zungenrand und an der Spitze. Cross beschäftigte sich eingehender mit diesem Phänomen in der Absicht, die Ätiologie der Pigmentbildung zu klären. Abstriche der verfärbten Zunge wurden daher mikroskopisch untersucht. In den Epithelzellen der filiformen Papillen konnte er ein dunkles Pigment nachweisen. In keinem seiner untersuchten Fälle wurden aber farbstoffbildende Bakterien oder Pilze entdeckt. Nach Ansicht des Verfassers können weder ein vermuteter Nicotinsäuremangel noch die Mundpastillengrundlage für die Verfärbung verantwortlich gemacht werden. Sehr wesentlich erscheint, daß die Verfärbung niemals auftrat, bevor nicht eine vollkommene Änderung des Charakters der Mundbakterienflora erfolgt war. Nach den Untersuchungen von Cross pflegte dies durchschnittlich nach 48 Std einzutreten. Nach Aussetzen der Penicillintherapie klingen diese Nebenerscheinungen jedoch rasch und spurlos wieder ab. Köhler und Kleinfelder sprechen sich jedoch zugunsten eines Nicotinsäureamiddefizits aus, denn sie konnten die im Verlauf einer parenteralen Penicillinkur entstandenen Symptome einer Lingua nigra nach täglichen Nicotinsäureamidgaben von 100 mg in Kürze beseitigen. Dabei neigen sie mehr der Auffassung von Ellinger und Shattock zu, die das Nicotinsäureamiddefizit nicht allein durch eine Hemmung der Synthese im Darmkanal deuten, sondern dieses auch in einem gesteigerten Nicotinsäureverbrauch sehen wollen.

Nach Gebrauch von Penicillinpastillen pflegt sich in einer Anzahl der Fälle bisweilen eine Stomatitis einzustellen. Long führt diese auf die Mischung der Zuckerbase mit Penicillin zurück. Er behandelte daher über 1000 Patienten mit weichen Penicillinpastillen, ohne daraufhin einen einzigen Fall einer Mundschleimhautentzündung verzeichnen zu können. Ließen die Kranken indessen harte Penicillinpastillen im Munde zergehen, machte sich vereinzelt eine Stomatitis bemerkbar.

Der von verschiedenen Seiten geäußerte Verdacht einer ungünstigen Auswirkung der Penicillinbehandlung auf die Spermatogenese konnte von Molnár und Zador nicht bestätigt werden. Weder in vitro noch in vivo vermochten sie eine schädigende Auswirkung des Antibioticums auf die Spermatozoen festzustellen.

Als *Nebenwirkungen* des Penicillins wollen wir hier noch jene Gefäß-
veränderungen erwähnen, die sich in einer Capillarerweiterung des
terminalen Strombahngebietes mit Neigung zur vermehrten Exsudation
manifestieren, ohne daß diesen Vorgängen aber grundsätzlich bereits
eine pathologische Bedeutung zukäme. In entsprechenden Arbeiten
haben ja BLAICH sowie GÖTZ und Mitarbeiter auf diese Nebenwirkungen
hingewiesen, die eine theoretische Grundlage für die besonders von
deutschen Autoren festgestellte Verschlimmerung der Salvarsandermatitiden (s. Dermatitis) nach Penicillin abgeben. Auch die von HUSSELS
u. a. nicht selten beobachtete Störung der Regelblutungen, die bei
bestehender Gravidität sogar in einer erhöhten Neigung zum Abort
zum Ausdruck kommt, ist hier anzuführen.

Wir deuteten bereits die interessanten und der Nachprüfung werten
Beobachtungen von RAUCH sowie von WALTHER an, die eine Hemmung
des normalen Wundheilungsverlaufes durch Penicillin gefunden haben
wollen. SIGURD RAUCH legte sich die Frage vor, ob eine lokale Penicillinapplikation einen Einfluß auf die Granulationsbildung sowie auf
die Epithelisierung auszuüben vermöchte. Nachdem sie sich und einer
Mitarbeiterin einige artifizielle Hautdefekte zugefügt hatte, wurden
die Wunden zum Teil mit, zum Teil ohne Penicillinlösungen behandelt.
Es fiel auf, daß die mit Penicillin versorgten Operationswunden reak-
tionsärmer waren als die Kontrollwunden. Im Verlauf ihrer Beobachtungen konnte die Verfasserin dabei eine granulationshemmende und
eine epithelisationsfördernde Wirkung der Penicillinapplikation feststellen, die sie auf eine toxische Beeinflussung der Capillaren zurückführt.
Dabei wird angenommen, daß die granulationstoxische Wirkung des
Penicillins durch Schädigung einer gefäßdichtenden Vitaminkomponente
zustande käme. Mit ähnlicher Fragestellung wie der von RAUCH behandelte WALTHER infizierte Wunden zur einen Hälfte mit Sulfonamid-
salben, zur anderen Hälfte mit Penicillinsalben. Auch dieser Autor
will unter Penicillin eine deutliche Hemmung der Granulations-, indessen
aber auch der Epithelisationsvorgänge bemerkt haben.

VIII. Bisherige Behandlungsergebnisse
bei verschiedenen Hautkrankheiten
und unsere eigenen Erfahrungen.

Acne vulgaris.

Bei dem Krankheitsbilde der Acne vulgaris handelt es sich zwar
nicht um eine lebensbedrohende Erkrankung, doch da sich besonders
durch schwerere Erscheinungsformen bei jüngeren Menschen nicht
selten psychisch ungünstige und die Lebensfreude beeinträchtigende

Rückwirkungen ergeben, wurde schon bald der Versuch unternommen, dieses Hautleiden sowohl örtlich wie über den Blutweg mit dem neu eingeführten Heilmittel Penicillin zu behandeln. COHEN und PFAFF fanden nach intramuskulärer Verabreichung weder bei cystischen Formen noch bei papulo-nekrotischen Bildern ein befriedigendes Ergebnis. FRANKS, DOBES und ROMANO behandelten pustulöse Acnestadien, die durchschnittlich bereits von 5—6jähriger Dauer waren. Während sie aber nach feuchten Penicillinumschlägen und Penicillinsalben keine Besserung bemerkten, sahen sie eine solche nach intramuskulärer Anwendung des Antibioticums eintreten. HAZEN glaubt, die unbefriedigenden Ergebnisse auf eine zu geringe und zu kurzfristige Dosierung zurückführen zu müssen. Er berichtet ausführlich über die Behandlung einer indurierten Acne bei eineiigen Zwillingen, die zum Teil große subcutane Abscesse aufwiesen. Der Verfasser benutzte Depotpenicillin und wäßriges Penicillin. In beiden Fällen wurden in einer Zeit von 11—14 Tagen über 3 000 000 iE verabfolgt, ergänzt durch eine lokale Penicillinsalbentherapie (3300 iE/g). Die chronischen, subcutanen Abscesse verschwanden völlig; die oberflächliche Acne selbst wurde gut gebessert. Auch GOTTSCHALK, ENGMAN und Mitarbeiter beobachteten eine gunstige Beeinflussung der sekundärinfizierten Acneformen, benutzten jedoch nur Penicillinsalben. Die gleiche Therapie im pustulösen Stadium empfehlen DOSTROVSKY, GUREWITSCH und ROZANSKY. SIMON und HÉNOCQ sprechen jedoch nur von mäßigen Erfolgen nach Penicillinsalbenanwendung, während ROXBURGH und Mitarbeiter dieser Art der Acnetherapie einen zweifelhaften Wert beimessen. Geringe oder negative Behandlungsergebnisse nach Penicillin stellten HAGERMAN, CORMIA und ALSEVER, CANIZARES, GOLDMAN, SUSKIND und FRIEND, WRIGHT und GROSS sowie HOPKINS und LAWRENCE fest. Dabei war es gleichgültig, ob das Medikament intramuskulär oder lokal appliziert wurde. KOLMER faßt nach einem Überblick von 57 Behandlungsfällen verschiedenster Autoren dahingehend zusammen, daß Penicillin in etwa 50% der Fälle geeignet sei, als Therapeuticum Verwendung zu finden. Die bisher üblichen Behandlungsmethoden wie gründliche Reinigung der befallenen Hautpartien mit Wasser und Seife, Ausquetschen der Comedonen und Höhensonnenbestrahlungen sind jedoch nicht überflüssig geworden, sondern als wesentlicher Bestandteil einer erfolgreichen Therapie weiterhin erforderlich. Nach unseren Erfahrungen kann die intramuskuläre Penicillinanwendung bei pustulösen Formen der Acne in Ergänzung der sonstigen Behandlungsmethoden von Wert sein; sie sollte deshalb in allen schwereren Fällen versucht werden. Im allgemeinen kommt man dabei mit einer Gesamtdosis von 1,5—3 Millionen iE, bei täglicher Injektion von 300 000 iE Depotpenicillin, aus.

Acne necrotica; Acne conglobata.

Gute Erfolge bei der Acne necrotica will JOHNSON gesehen haben. Seine Therapie bestand in Verabreichung einer Penicillinsalbe. Bemerkenswert erscheint uns hierbei die geringe Penicillinkonzentration, denn das von ihm verwendete Medikament erhielt nur etwa 160 iE/g. Auch wir sahen bei einzelnen Fällen von Acne varioliformis, allerdings bei höherer Dosierung, einen günstigen Einfluß nach Anwendung von Penicillinsalben.

Während BALIÑA und MALBRAN sowie STÜMPKE Penicillin zur Heilung von Acne conglobata-Fällen erfolglos versuchten, berichtete MARCHIONINI über ein ausgezeichnetes Behandlungsergebnis in der Hautklinik in Ankara bei einer 28jährigen Frau, die seit 5 Jahren an dieser Erkrankung litt. 5 Tage wurden täglich je 300000 iE Depotpenicillin, insgesamt also 1500000 iE, verabfolgt. Die alten Knoten heilten prompt ab, ohne daß sich in einjähriger Nachbeobachtungszeit neue Infiltrationen gebildet hätten. Ein besonders schwerer Fall von Acne conglobata in der Hamburger Klinik blieb jedoch durch Penicillin unbeeinflußt. MONCORPS kombinierte in einem ähnlichen Fall Penicillingaben mit Abtragung vermittels der Diaschlinge und konnte auf diese Weise ein befriedigendes Ergebnis erzielen. Eine seit Jahren bestehende Acne conglobata des Hinterkopfes eines 63jährigen Mannes, bei dem bereits die verschiedensten Methoden erfolglos versucht worden waren, wurde von ZENNER nach lokalen Penicillininjektionen (10000 iE/cm^3) in die Buchten und Taschen der unterminierenden Affektion innerhalb von 14 Tagen zur Abheilung gebracht.

Acrodermatitis chronica atrophicans Herxheimer.

Bislang war uns kein Heilmittel bekannt, das auf längere Sicht eine wirksame Behandlung der Acrodermatitis chronica atrophicans Herxheimer gewährleistet hätte. Es war daher von großem Interesse, als erstmalig NANNA SVARTZ erfolgversprechende Ergebnisse nach parenteraler Penicillinanwendung (600000—2700000 iE) in 2 Fällen bekannt gab. In einer weiteren Veröffentlichung berichtete sie 1 Jahr später über gute Besserung bei 4 Kranken. MIESCHER verabreichte in 6 Fällen zwischen 4800000 und 9600000 iE und beobachtete ebenfalls günstige Beeinflussung aller Kranken. Nachdem bereits HELLERSTRÖM auf die guten Anfangsergebnisse dieser Behandlungsweise aufmerksam gemacht hatte, besprach dann THYRESSON eingehend 57 Fälle, die alle mit dem Antibioticum behandelt worden waren. Die durchschnittliche Dauer der Therapie betrug 10—14 Tage, bei einer 3stündlichen intramuskulären Einzeldosis von 15000—50000 iE. 56 Fälle wurden zwischen 6 Monaten bis zu 2$^1/_2$ Jahren nachkontrolliert. Dabei waren die besten

Ergebnisse bei jenen Patienten erzielt worden, die entweder überhaupt keine oder höchstens eine geringe makroskopische Atrophie aufwiesen. 7 Kranke wurden völlig, 13 fast ganz erscheinungsfrei. Bei allen Patienten hatte die cyanotische Verfärbung weitgehend abgenommen. Es wird empfohlen, die Penicillinkur nach etwa 4—6 Monaten zu wiederholen.

An der Universitäts-Hautklinik Hamburg behandelten wir von November 1948 bis Dezember 1949 11 Acrodermatitis atrophicans-Fälle mit Penicillin. 5 davon, einschließlich einer Dermatitis atrophicans diffusa progressiva, wurden nach 11—14 Monaten nachkontrolliert. Im Gegensatz zu THYRESSON konnten wir aber bisher in keinem Fall eine *vollkommene* Normalisierung des Hautbefundes finden. Neben atrophischen Veränderungen imponierte noch immer ein mehr oder weniger ausgedehnter, rötlichbraun gefärbter Bezirk. Bemerkenswert war jedoch auch bei unseren Kranken ein weitgehendes Schwinden der ursprünglichen, meist tief blauroten Verfärbung, ein erhöhter Turgor der vorher zigarettenpapierdünnen und trockenen Haut sowie das allgemein gesteigerte subjektive Wohlbefinden. Erhöhte Schmerzhaftigkeit, Empfindlichkeit gegen Temperatureinflüsse sowie gesteigerte Ermüdbarkeit bei Erkrankung der Extremitäten waren fast ganz verschwunden. Auch die weiteren 6 Kranken, deren Behandlungszeit aber noch nicht ausreichend lange zurückliegt, um ein zuverlässiges Urteil abzugeben, zeigten bereits während der Penicillinkur selbst (durchschnittlich 4000000 iE, 3stündlich zu 40000 iE, in der jüngsten Gegenwart zu je 300000 iE Depotpenicillin täglich injiziert) ein schnelles Zurückgehen des blauroten Hautkollorits. Die gleichen Erfahrungen machten wir mit noch 6 seit Januar 1950 behandelten Fällen. Histologische Untersuchungen ließen ein rasches Schwinden perivasculärer, entzündlicher Rundzellinfiltrate erkennen. Es hat sich gezeigt, daß eine Wiederholung der Penicillinkur tatsächlich zu empfehlen ist, blieb doch in einem Fall nach nur einer Kur ein Rezidiv nicht aus. Im allgemeinen pflegen wir jetzt die Wiederholung der 2. Penicillinkur nach 3 Monaten vorzunehmen. Eine ausführliche Darstellung wurde von MARCHIONINI und GÖTZ anderenorts gegeben.

Der folgende Fall soll ein Beispiel geben für das nach Penicillinapplikation zu erwartende Behandlungsergebnis einer Acrodermatitis chronica atrophicans Herxheimer.

E. G., 43 J. alt, Ehefrau.

Familienvorgeschichte o. B. Selbst: Als Kind Masern, Blinddarmentzündung, mit 25 Jahren Gelenkrheumatismus, wiederholt Mandelentzündungen. 3 gesunde Kinder geboren. 1944 erstmalig rötliche Verfärbung der Haut des li. Ellenbogens. Diese breitete sich allmählich auf der Streckseite des li. Ober- und Unterarmes aus und nahm einen mehr bläulichen Farbton an. Erhöhte Empfindlichkeit gegen Stoß und Temperatureinflüsse.

Aufnahmebefund Oktober 1948: Die Streckseite des li. Armes, besonders intensiv im Bereich des Ellenbogens, ist in netzförmiger Anordnung blaurot verfärbt und fühlt sich trocken an. Über dem Ellenbogen ist die Haut zigarettenpapierdünn und leicht faltbar. Kein Haarwuchs (Abb. 10).

Therapie Oktober/November 1948: 4000000 iE Penicillin, 3stündlich zu je 40000 iE injiziert.

Verlauf: Bereits während der Injektionen beginnende Aufhellung der lividroten Verfärbung.

Aufnahmebefund Februar 1949: Die Streckseite des li. Armes, von der Mitte des Oberarmes bis zum distalen Drittel des Unterarmes reichend, zeigt eine netzförmige, über dem Ellenbogen konfluierende, rotbraune Zeichnung. Die Haut ist trocken, über dem Ellenbogen von zigarettenpapierdünner, knittriger Beschaffenheit. Kein Haarwuchs.

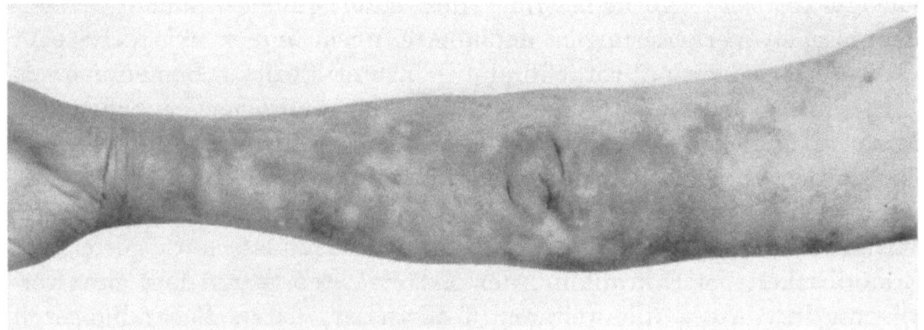

Abb. 10. Acrodermatitis chronica atrophicans Herxheimer des linken Armes vor Einleitung der Penicillinbehandlung.

Februar 1949 Einleitung einer 2. Penicillinkur (4000000 iE).

Nach Abschluß dieser 2. Penicillinkur weiterer Rückgang der Entzündungserscheinungen. Als Restzustand der ursprünglichen krankhaften Veränderungen noch ein feines, gelbbräunlich pigmentiertes Netz auf der Streckseite des li. Armes. Eine betonte, umschriebene Rötung findet sich noch direkt über dem li. Ellenbogen. Die Haut ist geschmeidiger, flüssigkeitsreicher (Abb. 11).

Nachkontrolle Januar 1950: Im Bereich des li. Ellenbogens ist die Haut atrophisch geblieben und zeigt in Talergröße ein rotbraunes Hautkolorit. Das übrige Integument des li. Armes besitzt wieder normales Aussehen. Subjektiv auch keine erhöhte Empfindlichkeit mehr gegen Stoß, Druck und Temperatureinflüsse. Die von THYRESSON in wenigen Fällen beschriebene Neubildung von Haaren im alten Erkrankungsbereich haben wir bisher nicht beobachten können.

Die guten Erfolge glaubt der schwedische Autor auf die bakteriostatischen bzw. bacterieiden Eigenschaften des neuen Heilmittels zurückführen zu dürfen, wie auch MIESCHER auf Grund des plasmazellenreichen Infiltrates eine Spirochätose ätiologisch in Erwägung zieht und den therapeutischen Effekt in diesem Sinne zu deuten geneigt ist. GÖTZ, KEHRER und MÜLLER hatten sich indessen die Frage vorgelegt, auf welche therapeutischen Nebenwirkungen des Penicillins die günstige Beeinflussung der vorstehenden Krankheit noch zurückgeführt werden könnte. Auf Grund von Hautreizproben (elektrophoretischen, aktinischen, elektrischen) sowie Versuchen über die Beeinflussung der Entzündungsreaktion der Froschschwimmhaut durch Penicillin, schlossen sie bei einem Teil penicillinbehandelter Luespatienten auf eine Erhöhung der Entzündungsbereitschaft der Haut, die als Folge der von BLAICH als wahrscheinlich angenommenen Vagotonussteigerung aufzufassen ist. Weitere experimentelle Studien von GÖTZ und Mitarbeitern über die Ursache dieser Vagotonussteigerung zeigten, daß Penicillin eine Wirksamkeitsminderung des sympathischen Reizstoffes Adrenalin hervorzurufen vermag. Durch indirekte Erhöhung des Vagotonus wäre Penicillin daher in der Lage, durch die damit verbundene Aktivierung aller

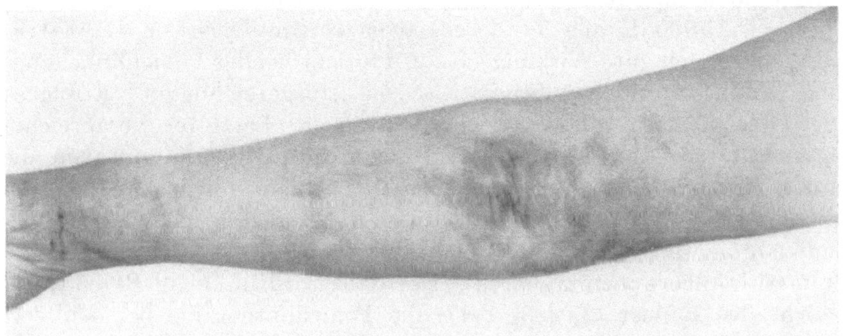

Abb. 11. Der gleiche Fall wie Abb. 10 nach Durchführung von 2 Penicillinkuren zu je 4 000 000 iE.

assimilatorischen Stoffwechselvorgänge, den abwegigen Stoffwechsel der Haut wieder in normale Bahnen zu lenken.

Abschließend wäre noch die Veröffentlichung von OLIN anzuführen, der mit Dosen von nur 1—1,8 Mill. iE 2 Fälle geheilt und 2 gebessert haben will. Nach unseren bisherigen Erfahrungen ist aber eine höhere Dosierung entschieden anzustreben.

Acrodermatitis suppurativa continua Hallopeau.

GATÉ, CUILLERET und BONDET versuchten, diese Hauterkrankung mit Penicillin zu beeinflussen. Nach 8 000 000 iE konnten sie zwar eine gewisse Besserung erzielen, erreichten jedoch keine Heilung. Nochmalige Anwendung von Penicillin nach erneut eingetretener Verschlimmerung blieb wirkungslos (13 Mill. iE).

Angina Plaut-Vincenti; Stomatitis ulcero-membranacea.

Diese Erkrankungen zählen zu den fusospirillären Affektionen, d. h. zu solchen Haut- bzw. Schleimhauterkrankungen, die durch eine Symbiose zwischen fusiformen Bacillen und grobwelligen Spirillen verursacht werden. Da Penicillin bei verschiedensten spirochätenbedingten Erkrankungen, wie z. B. Lues (MAHONEY und Mitarbeiter) und Rückfallfieber, wirksam ist, wurde es daher auch bei den fusospirillären Krankheiten versucht. HUDSON und Mitarbeiter behandelten die VINCENTsche Angina erfolgreich mit Penicillinpastillen, die sie alle 2 Std verabfolgten (500 iE je Pastille). Die durchschnittliche Heildauer betrug 2 Tage. SCHWARTZ gab das Medikament intramuskulär, insgesamt 200000 iE, und hob den großen Wert des Antibioticums hervor. SHALLENBERGER, DENNY und PYLE verordneten eine penicillinhaltige Lösung, die 500 iE/cm³ enthielt. Mit ihr wurden die erkrankten Schleimhäute 4mal täglich mit günstigem Resultat behandelt. Die intramuskuläre Therapie, 15000 iE alle 3 Std, bei einer Gesamtdosis von 120000 iE, hatte eine gleich gute Wirkung. REQUE spricht bei der Penicillinbehandlung der VINCENTschen Stomatitis von ,,ausgezeichneten" Erfolgen; auch BLANK kann diese Ansicht bestätigen. Letzterer verabreichte parenteral insgesamt 360000 iE. PEARCE und McDONALD sahen die besten Ergebnisse nach 2stündlichen Injektionen von je 10000 iE bei insgesamt 200000 iE. Ihre Erfahrungen sammelten sie während der ambulanten Behandlung von 50 Fällen (Angina Plaut-Vincenti und Stomatitis ulcero-membranacea). Ebenfalls wird in einem Redaktionsbericht des Lancet (**2**, 483, 1947) die Penicillintherapie bei den vorstehenden Affektionen als erfolgreich bezeichnet. Die gleichen günstigen Erfahrungen bei der Anwendung dieses Antibioticums im Bereiche der Mundhöhle, insbesondere bei der ulcerösen Stomatitis, machten HANNER sowie STANGL u. a. In 14 Fällen brachte HANNER in 4—5 Tagen auch die schwersten Formen zum Abklingen.

Uns bewährte sich eine Kombination der intramuskulären Anwendung des Procain-Penicillins, bei der wir an 5—6 aufeinanderfolgenden Tagen täglich 300000 iE gaben, mit lokaler Applikation einer Lösung von 1000 iE/cm³, die die intelligenten Patienten sich selbst applizierten. In anderen Fällen pinselte der Arzt mit einem Watteträger etwa täglich alle 2—3 Std die ulcerösen Partien.

Anthrax.

Ein Jahr nach der Entdeckung des Penicillins durch FLEMING, 1929, konnte der gleiche Forscher nachweisen, daß bestimmte Milzbrandbacillenstämme in vitro durch Penicillinkonzentrationen von 1:10 gehemmt wurden, verglichen mit der Hemmung eines empfindlichen Staphylococcus aureus-Stammes, der sein Wachstum bei einer Konzentration von 1:400 einstellte. ABRAHAM, CHAIN und Mitarbeiter fanden sogar Milzbrandbacillen, die die gleiche Penicillinempfindlichkeit aufwiesen wie 4 hochempfindliche Staphylococcus aureus-Stämme. Der Versuch, lokalisierte wie generalisierte Milzbranderkrankungen mit

Penicillin zu behandeln, schien daher aussichtsreich zu sein. GRIFFIN und Mitarbeiter rechnen jährlich mit etwa 60—80 Fällen cutaner Milzbrandinfektionen unter den Woll- und Lederarbeitern der USA., und auch in Deutschland können gelegentlich solche Infektionen bei Arbeitern der Häute, Wolle und andere tierische Produkte verarbeitenden Industrie beobachtet werden. Die Letalität beträgt etwa 17—22%. In 10 Fällen, deren Behandlung die Verfasser allerdings noch durch Sulfonamide unterstützten, heilte die Pustula maligna nach 100000—300000 iE Penicillin, 3stündlich injiziert, bei einer Gesamtdosis von durchschnittlich 13 Mill. iE komplikationslos ab. 17 Fälle erhielten mit Erfolg nur das Antibioticum. Die hohen Dosen wurden gegeben, da *einige* Milzbrandstämme relativ penicillinunempfindlich sind. In 3 ähnlichen Fällen verabreichten MURPHY, LA BOCCETTA und LOCKWOOD ebenfalls nur Penicillin, jedoch in weit geringeren Dosen (200000 bis 400000 iE) und stellten gleichfalls in Kürze Heilung fest. ABRAHAMS injizierte in einen klinisch typischen Hautmilzbrand des Nackens, bei dem leider eine bakteriologische Erhärtung der Diagnose nicht möglich war, insgesamt 600000 iE und sah eine günstige Reaktion. Innerhalb von 24 Std sank die Temperatur zur Norm ab. Eine dramatische Besserung und Heilung fand STOTT in einem bakteriologisch bestätigten Fall, in dem sich der Patient die Infektion ebenfalls im Nacken zugezogen hatte. Die eingetretene geistige Verwirrung klang bereits nach 100000 iE ab. Insgesamt wurden nur 200000 iE über einen Zeitraum von 54 Std verabfolgt. Auch MITCHELL-HEGGS hält die Penicillintherapie bei Milzbrandinfektionen für nützlich. Nach REQUE führt sie zu ausgezeichneten Erfolgen. NOGUER-MORÉ, REILLY und BEESON sowie D'ORS PEREZ veröffentlichen weitere Fälle, die ebenfalls mit Penicillin geheilt wurden. Keinen Gebrauch von der *intramuskulären* Anwendung des Penicillins machten WEINSTEIN und BARRIA, die dagegen das Antibioticum mit Erfolg direkt in die malignen Pusteln injizierten (Infiltrationstherapie). Mit einer ähnlichen Methode wollen VIDELA und SCODELLER in durchschnittlich 2 Tagen 13 Fälle geheilt haben. Sie gaben täglich 40000 iE um die Pusteln herum und 60000 iE unter den Herd. Dieses Verfahren setzten sie solange fort, bis Heilung eintrat. MANN macht darauf aufmerksam, daß eine bakterielle Kontrolle erforderlich sei, da Milzbrandbacillen in Einzelfällen auch Penicillinase produzieren könnten, wodurch positive Heilergebnisse natürlich in Frage gestellt würden. Nach ROBERT ist das Penicillin indessen nur von sekundärer Bedeutung, da die biologischen Behandlungsmethoden noch im Vordergrund stünden. Nach heutiger amerikanischer Auffassung (KEEFER) haben die guten Erfolge der Penicillintherapie bei der Anthraxinfektion dazu geführt, Penicillin als die Methode der Wahl zu bezeichnen. Als ausreichende Dosis sieht er 100000—200000 iE intramuskulär täglich an, die je nach Reaktion des Patienten 3 bis 7 Tage lang verabreicht werden.

Nach den Erfahrungen des einen von uns (MARCHIONINI) in Ankara empfiehlt sich eine kombinierte Behandlung: Man injiziert täglich 2mal 300000 iE Depotpenicillin intramuskulär und infiltriert gleichzeitig das erkrankte Gewebe täglich einmal mit einer Lösung von 1000 iE/cm³. Im allgemeinen führt eine Behandlung von 3—4 Tagen zur Heilung.

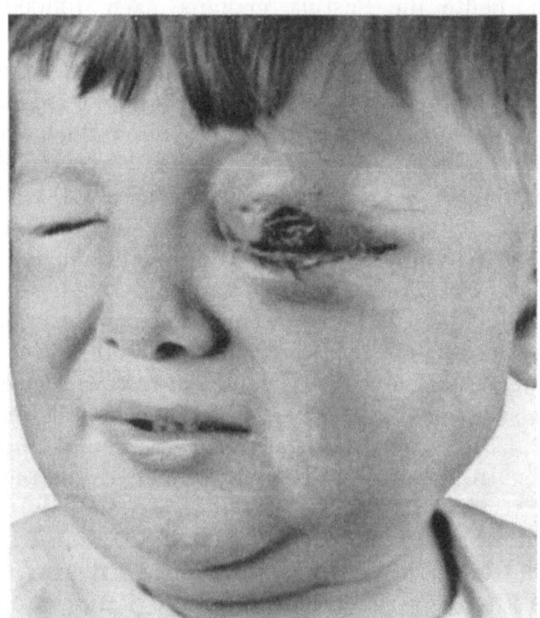

Abb. 12.   Milzbrand am Auge vor der Behandlung.   Durch intrafokale und intramuskuläre
Penicillintherapie geheilt.

In jenen Fällen, in denen die Penicillinbehandlung nicht genügt, wird zweckmäßigerweise zusätzlich noch Milzbrandserum verabreicht. Abb. 12 zeigt den Fall einer am Oberlid des linken Auges lokalisierten Anthraxinfektion vor Einleitung der Penicillintherapie, die erfolgreich durchgeführt wurde.

Dermatitis; Ekzem.

Die Erfolge der Penicillinbehandlung bei Dermatitiden und Ekzemen sind umstritten. Es ist daher von Interesse, die in der Literatur bisher niedergelegten Erfahrungen zu vergleichen, um auf diese Weise zu einer möglichst objektiven Beurteilung zu kommen. Um jedoch eine klare Übersicht zu gewinnen, haben wir aus didaktischen Gründen eine Unterteilung der von verschiedenen Autoren mitgeteilten Befunde vorgenommen:

a) Dermatitis (mit und ohne sekundäre Infektion); Erythrodermien.

MITCHELL-HEGGS sah nach Gebrauch von Penicillinspray und Penicillincremes günstige Resultate und bezeichnet diese Form der Therapie als äußerst nützlich. GOLDMAN, SUSKIND und FRIEND halten ebenfalls Penicillin (als Salbe) für entschieden geeignet bei oberflächlichen, impetiginisierten Hautentzündungen, wie z. B. bei sekundär infizierten Kontaktdermatitiden. Um eine lokale Therapie zu umgehen, benutzten PFUETZE und NELSON den oralen Weg der Applikation. Bei schweren impetiginisierten Dermatitiden kombinierten sie Calciumpenicillin mit einem Puffer, um die Magensäure abzustumpfen. Es wurden Calciumpenicillintabletten zu je 200000 iE zunächst stündlich verabfolgt, später alle 2 Std. Nach Ablauf von 24 Std gaben sie am Tage alle 2 Std noch 5mal 1 Tablette 14 Tage lang. Insgesamt erhielt der Patient also rund 17 Mill. iE Penicillin. Schon nach 18 Std habe sich eine bedeutende Besserung gezeigt. Der Blutspiegel betrug bis zu 2,4 iE/cm³ Serum. Toxische Wirkungen wurden nicht beobachtet. Befriedigende Erfolge nach lokaler Behandlung sah CANIZARES bei einer mit Streptokokken infizierten Hautentzündung, ferner bei 9 post auriculären Dermatitiden, bei denen indessen WRIGHT und GROSS von 23 Fällen 13 Versager sowie 8 Verschlimmerungen feststellten. Diese Untersucher haben jedoch eine vorausgehende, unter allen Umständen aber notwendige Penicillinresistenzbestimmung der Keime vermissen lassen. Von 16 Patienten mit vesiculosquamösen Streptokokkendermatitiden, in denen die Suche nach Pilzen ergebnislos verlaufen war, zeigten 10 Fälle nach CANIZARES ebenfalls befriedigende Reaktion auf die örtlich angewendete antibiotische Behandlung. DENNIE und MORGAN verabfolgten eine Penicillinemulsion von 100000—500000 iE in Sesamöl und Cholesterin parenteral und erzielten auf diese Weise eine günstige Beeinflussung impetiginisierter Dermatitiden. WAISMAN und GOTS benutzten eine Salbe, die 800 iE/g enthielt, waren jedoch von den Ergebnissen nicht befriedigt. LANGER vertritt die Ansicht, es sei nicht zweckmäßig, im akuten Stadium einer Salvarsandermatitis Penicillin zu geben, da es wegen Störungen im Wasserhaushalt zu einer Anreicherung des Medikamentes im Organismus käme, das seinerseits eine Dermatitis zusätzlich auslösen könnte (Aufpropfungsdermatitis). MONCORPS hebt zwar den Wert des Antibioticums bei sekundär infizierten Salvarsandermatitiden hervor, befürchtet jedoch ebenfalls eine ungünstige Auswirkung auf die Entzündungsvorgänge in der Haut, da nach den Untersuchungen von BLAICH in der terminalen Strombahn Strömungsverlangsamung und vermehrte Exsudation hervorgerufen werden. Auch GÖTZ, KEHRER und MÜLLER kamen auf Grund ihrer experimentellen Studien zu dem Ergebnis, daß bei einem Teil penicillinbehandelter Patienten mit einer Steigerung der Entzündungsbereitschaft der Haut zu rechnen sei. Auf diese Weise würden sich auch die ungünstigen Erfahrungen von LÖHE und TELLER erklären lassen, die nach Penicillinanwendung eine akute Verschlimmerung einer nässenden Salvarsandermatitis beobachteten. Ausführlich setzt sich LAMMERS mit dem Wert des Penicillins bei der Behandlung der Salvarsandermatitiden auseinander. Durch Vergleich zweier Gruppen von Patienten mit einer solchen Hautentzündung, von denen die eine ohne, die andere mit Penicillin behandelt wurde, kam er zu folgenden Ergebnissen: Penicillin zeigt einen außerordentlich günstigen Einfluß auf bestehende Sekundärinfektionen, zu deren Bekämpfung aber relativ niedrige Dosen ausreichend sind. Das subjektive Befinden war im allgemeinen besser bei den mit Penicillin behandelten Patienten. Eine grundsätzliche Anwendung des Antibioticums bei Salvarsandermatitiden sei jedoch abzulehnen, da es bei einer Reihe von Kranken unter dem Einfluß des Penicillins zu einer Verschlechterung des Hautbefundes mit verstärkter Neigung zur Erythrodermie komme. Von besonderem Interesse dürfte hier die Feststellung sein: „Nachdem wir mit Penicillin behandelten, sahen wir bedeutend mehr Erythrodermien."

Auch in Frankreich ist der Wert des Penicillins bei Erythrodermien, insbesondere Arzneimittelerythrodermien umstritten. Während MERKLEN, MANSOUR und RAYNAUD in einigen Fällen eine günstige Auswirkung bemerkt haben, sehen HANDIN, DEGOS und GOUGEROT keinen oder sogar einen ungünstigen Einfluß. Einen Erfolg nach Penicillinapplikation sah WOLINETZ bei einer Erythrodermie nach Goldsalzmedikation und GLASSER nach schwerer Arsendermatitis.

Was unsere eigene Einstellung anbetrifft, so lehnen wir bei nichtinfizierten Dermatitiden und Erythrodermien die Penicillinbehandlung ab. Von ihr können wir keine Förderung des Heilungsablaufs erwarten, sondern eher eine Verzögerung, weil eben nach den neueren Feststellungen als Nebenwirkung des Penicillins nicht selten eine Steigerung der Entzündungsbereitschaft eintritt.

b) Dermatitis auf seborrhoischer Grundlage; Eczema seborrhoicum.

Hier sind die Ergebnisse der Penicillintherapie nicht ermutigend. HOBBS und Mitarbeiter beobachteten nach lokaler Anwendung Verschlimmerung. CANIZARES stellte in 5 solcher Dermatitisformen 5 Versager fest. GOLDMAN, SUSKIND und FRIEND sprechen von wenig befriedigenden Ergebnissen, und WRIGHT und GROSS, die 1000 iE/g enthaltende Salben verwendeten, sahen ebenfalls Versager, desgleichen COHEN und PFAFF. HELLIER will indessen dem Penicillin auch bei diesen Dermatosen einen beschränkten Wert beimessen, insofern, als er bei sekundär infizierten seborrhoischen Dermatitiden des Kopfes bessere Erfolge als mit anderen bisher üblichen Behandlungsmaßnahmen gefunden haben will. In solchen Fällen hält der Verfasser eine parenterale Injektion für nützlich. Im Abschnitt über Sycosis barbae-Behandlung weisen wir noch besonders auf die ungünstige Auswirkung einer Seborrhoe auf die Penicillintherapie hin. Die allgemeine cutane Überempfindlichkeit scheint offenbar vielen Medikationen Widerstand zu leisten. In Einzelfällen gelingt es zwar, der sekundären Infektion bei seborrhoischen Ekzemen Herr zu werden, die seborrhoische Basis aber bleibt unbeeinflußt (FRANKS, DOBES und ROMANO). In Übereinstimmung mit diesen Ergebnissen stehen die von DAVIS beobachteten Versager der Penicillinanwendung beim seborrhoischen Ekzem.

Nach unseren Erfahrungen ist bei den vorliegenden Dermatosen nicht selten mit einer Sekundärinfektion zu rechnen. Die Haut des Seborrhoikers stellt ja an den Krankheitsherden eine pathologische Lücke des Säuremantels dar (MARCHIONINI), so daß es verhältnismäßig oft zur Besiedelung mit pathogenen Keimen kommt. Eine Penicillinbehandlung kann daher im Beginn der Verabreichung (etwa in den ersten 4—5 Tagen, bei einer täglichen Depotpenicillingabe von 300000 iE) für den Heilungsverlauf durchaus nützlich sein, jedoch birgt bei der bekannten, zu Überempfindlichkeitsreaktionen der Haut neigenden Disposition des Seborrhoikers eine solche Therapie grundsätzlich die Gefahr unerwünschter Verschlimmerungen in sich. Aus diesem Grunde wird eine antibiotische Therapie von uns nur dann durchgeführt, wenn alle anderen sonst bewährten Behandlungsverfahren versagt haben, wobei wir eine penicillinempfindliche Bakterienflora natürlich immer voraussetzen.

c) Dermatitis eczematosa (mit sekundärer Infektion).

Im Gegensatz zu den Affektionen auf seborrhoischer Grundlage scheint die Penicillinbehandlung des einfachen Ekzems etwas mehr Aussicht auf Erfolg zu bieten. HELLIER und HODGSON sahen günstige Ergebnisse der lokalen Penicillinbehandlung (Spray, Emulsionen 500 iE/cm³) bei sekundär infizierten Ekzemen, setzen allerdings voraus, daß das Medikament mit der nötigen Kritik angewendet wird. Wie sie hervorheben, kann natürlich immer nur die Superinfektion beseitigt werden, nie jedoch die Neigung des Patienten zu ekzematösen Reaktionen. Bei den meisten Kranken erzielten sie schon in den ersten 4—5 Tagen eine bemerkenswerte Besserung, was auf die bedeutsame Rolle der Mikroben bei der Unterhaltung von Ekzemen schließen läßt (s. S. 30). WAISMAN und GOTS weisen auf den Wert bakterieller Untersuchungen beim Studium und der Behandlung chronischer, therapieresistenter Ekzeme hin. Von Interesse ist dabei, daß die Verfasser bei ekzematösen Affektionen oft penicillinresistente Bakterienstämme (Staphylokokken) nachweisen konnten. Gleiche Erfahrungen machten auch GOLDMAN, SUSKIND und FRIEND, und STERNBERG gibt an, daß chronische

Affektionen auf Penicillin schlechter reagierten (möglicherweise eben wegen gehäuften Vorkommens penicillinresistenter Keime) als akute. Der größte Vorteil einer örtlichen Penicillinverabfolgung, sofern sie überhaupt positive Auswirkungen zeitigt, läge in der Schnelligkeit des Erfolges. Von 48 Fällen sekundär infizierter Ekzeme (und Dermatitiden) konnte CANIZARES etwa die Hälfte durch Penicillinsalbenanwendung gut beeinflussen. Ähnliche Erfahrungen machten GOTTSCHALK und Mitarbeiter. ROXBURGH, CHRISTIE und ROXBURGH verordneten eine 500 iE/g enthaltende Salbe, vermochten indessen von 9 chronischen Ekzemen nur 2 zu bessern. Auch diese Untersucher führen die positive Wirkung auf die Beseitigung einer sekundären Infektion zurück. WRIGHT und GROSS behandelten ohne Penicillinresistenzbestimmung der Keime und stellten 5 Versager und 2 Besserungen von insgesamt 7 Fällen fest. Die Mehrzahl der Autoren teilt aber doch eine befriedigende Auswirkung einer Penicillintherapie mit, wie z. B. noch JOHNSON, GOLDMAN, SUSKIND und FRIEND sowie COHEN und PFAFF, DAÏNOW u. a. SIGEL gab oral Sulfadiazin und parenteral Penicillin. Besonders bei einem im Ohrbereich lokalisierten Ekzem habe er damit gute Erfolge bemerkt. Weiterhin gibt REQUE positive Ergebnisse bekannt, und FERLAINO, der vor der Auftragung der Penicillinsalbe (500—1000 iE/g) alle Krusten und Eiterreste entfernt, bezeichnet die antibiotische Therapie bei sekundär infizierten Ekzemen als ein „prächtiges Mittel". STÜMPKE schildert den Fall eines seit 6 Wochen allen möglichen Medikationen trotzenden impetiginisierten Kopfekzems, das unter örtlicher Penicillinanwendung von 200000 iE in 4—5 Tagen prompt abheilte. Gleich günstig reagierte ein generalisiertes Ekzem mit Staphylodermie, das ebenfalls schon seit 3 Monaten erfolglos behandelt worden war. Schwerere Ekzeme zeigten öfter eine gewisse Rückbildung, ein endgültiger Heilerfolg blieb jedoch versagt. Sofern die Krankheitsherde nicht mit penicillinresistenten Keimen befallen waren, reagierten diese nach den Erfahrungen von STORCK außerordentlich günstig auf eine lokale Penicillinapplikation (Spray, Umschläge, Salben), während MIESCHER im mikrobiellen Ekzem eine bedingte Indikation für die Penicillinverabreichung erblickt.

Wir können diese Ansicht von MIESCHER bestätigen. Es gibt zweifellos Ekzeme, in deren Pathogenese der mikrobielle Faktor eine hervorragende Rolle spielt. Wir selbst sahen kürzlich den Fall eines 46jährigen Ingenieurs, der seit vielen Jahren an einem endogenen Ekzem litt. Er kam mit einem Rezidiv, das Gesicht, beide Arme, insbesondere den Bereich der Ellenbogen und einzelne Partien des Rumpfes einnahm. Gleichzeitig bestand eine Sekundärinfektion in Form einer Furunkulose, bedingt durch Staphylokokken, die eine hohe Penicillinempfindlichkeit zeigten. Aus diesem Grunde wurde die Behandlung mit täglichen

Gaben von 300000 iE Depotpenicillin intramuskulär begonnen. Zu unserem Erstaunen heilten nicht nur die Furunkel rasch ab, sondern auch das Ekzem bildete sich auffallend schnell zurück. Das Jucken verminderte sich bereits nach 48 Std wesentlich, nach etwa 10 Injektionen war das Ekzem abgeheilt. Einige Wochen später erfolgte ein Rezidiv des Ekzems, dieses Mal ohne Furunkel. Eine erneute Penicillinbehandlung mit der gleichen Dosis führte wiederum zur Abheilung des Rückfalles. In solchen Fällen scheint uns zur Evidenz die maßgebende Bedeutung der mikrobiellen Sensibilisierung in der Pathogenese mancher Ekzeme erwiesen. Mindestens stellt sie eine der wichtigen Bedingungen in der Kausalreihe dar.

Dermatitis exfoliativa neonatorum Ritter v. Rittershain.

Die hohe Letalität dieser Erkrankung, die von den meisten Autoren nach WARTHEN und SHERBURNE mit 48—52%, ja vereinzelt bis 76% angegeben wird, führte zur versuchsweisen Penicillinbehandlung auch dieser Dermatose. WARTHEN und CHERBURNE wendeten in 4 Fällen Penicillin sowohl örtlich als Salbe wie auch parenteral (50000 iE alle 3 Std, 9 Tage lang) an und erreichten tatsächlich Gesundung. Die Verfasser halten es für wahrscheinlich, daß alle Formen einer exfoliativen Dermatitis Reaktionen des Organismus gegen endogene oder exogene Reizstoffe lebender oder toter Materie sind. Die infektiöse Natur ist offenbar das Ergebnis sich sekundär ansiedelnder Keime. Der gute Erfolg des Penicillins in solchen Fällen wird daher auf die Verhütung von Komplikationen zurückgeführt. Schon nach einer Gesamtdosis von 150000—240000 iE Penicillin heilte SKODACEK 2 Fälle, und GRIVE-AUD und ACHARD konnten die krankhaften Erscheinungen bei einem 4 Wochen alten Säugling, der neben der universellen Hautentzündung noch an einer Kachexie litt, nach 1000000 iE innerhalb von 36 Std zum Abklingen bringen. Gleichfalls erfolgreich behandelte UNTERBERGER 3 Säuglinge. Heilung war praktisch schon nach 3 Tagen eingetreten. Schließlich weist SUTTON noch auf die Mitteilung von CALLAWAY und Mitarbeitern hin, die durch Injektionen des Antibioticums einen Patienten retteten, nachdem jede andere Therapie versagt hatte. Wenn wir auch in der Literatur keine Arbeiten finden, nach denen Penicillin bei der RITTERschen Dermatitis vergeblich angewendet wurde, so werden Versager sicherlich nicht ausgeblieben sein. Immerhin scheint sich diese Dermatose in gegebenen Fällen der Penicillintherapie doch für durchaus zugänglich zu erweisen.

Dermatitis herpetiformis Duhring.

Die Ursache dieser Krankheit ist uns unbekannt. CARPENTER und HALL fassen das Leiden als Ausdruck einer Überempfindlichkeit gegen

Bakterien bzw. gegen ihre Toxine auf. Von dieser Überlegung ausgehend verabreichten sie in 6 Fällen 3stündlich je 15000 iE Penicillin über einen längeren Zeitraum. Bei allen Kranken klang der Juckreiz nach den ersten 7 Injektionen ab. Die Bläschen verschwanden. 10 Tage nach Beendigung der Penicillinbehandlung erschienen jedoch neue Herde. Die Verfasser heben hervor, daß sie mit 1000000 iE nicht mehr erreichten als mit 300000. GOLDMAN, SUSKIND und FRIEND halten die Penicillinanwendung bei dieser Dermatose daher für wertlos, und RESL gab 400000 iE zusammen mit 30 g Sulfathiazol, ohne überhaupt eine Reaktion bemerken zu können. PARK führt einen Fall an, der nach Sulfonamidgaben zum Schwinden des Juckreizes und zum Stillstand der Blasenbildungen führte, während versuchsweise gegebenes Penicillin (30000 iE, 3stündlich, insgesamt 480000 iE) eine starke Verschlimmerung auslöste. Geringe Hoffnung auf eine wirklich erfolgreiche Verwendung des Antibioticums bei der Dermatitis herpetiformis äußern auch WATRIN und HOLVEC, wenn sie auch zumindest vorübergehend 4 Fälle zur Abheilung bringen konnten. Ebenfalls Besserung, jedoch keine eigentliche Heilung zweier Patienten teilt DUPONT mit. Eine temporäre gute Beeinflussung beobachtete JAEGER bei einem 52 Jahre alten Patienten, der aber dann an einer Apoplexie ad exitum kam. Mit Ausnahme zweier atypischer Fälle will FÖLDVARI in gleicher Weise Besserung erzielt haben.

Unsere Erfahrungen an der Universitäts-Hautklinik Hamburg stimmen mit denen der vorstehenden Autoren überein. In einigen Fällen beobachteten wir während der Dauer der Penicillinapplikation und einer kurzen Nachwirkungszeit Schwinden des Juckreizes und der Effloreszenzen. Günstig wirkte sich in einem Fall der Wechsel zu einer Antihistaminsalbe (P 23) aus, mit der die Krankheitsherde abgedeckt wurden. Eine weitgehende Linderung des sonst unerträglichen Juckreizes konnte dadurch bewirkt werden. Zusammenfassend ist jedenfalls festzustellen, daß Penicillin bei manchen Fällen dieser Krankheit zwar Besserungen erzielen kann, Rückfälle jedoch keinesfalls zu verhindern vermag.

Dermatomyositis.

Über erfolgreiche Penicillinbehandlung einer solchen Erkrankung bei einem 15jährigen Jungen berichtet MACHOLMES. Nach zunächst 3300000 iE Besserung, der jedoch ein Rezidiv folgte. Nochmalige Verabreichung von insgesamt 8120000 iE, kombiniert mit Sulfonamiden, führte indessen zur entscheidenden positiven Wendung. Es gelang, aus dem Muskelgewebe einen Streptococcus viridans zu isolieren, ein Befund, den der Verfasser zur Erhärtung der Theorie einer infektiösen Genese heranzieht, zumal auch die günstige Reaktion auf Penicillin in diesem Sinne zu sprechen schien. POR und FRIEDMANN konnten das gleiche

Leiden mit 1500000 iE völlig heilen. Eingehend beschäftigen sich
BÖGER und GROS mit dem Wesen der Hautmuskelentzündung. Der
infektiösen Ätiologie steht die rheumatische, d. h. eine allergisch-hyper-
ergische Gesamterkrankung des Organismus gegenüber. Die Letalität
betrage zwischen 60—70%. Es wird ein Fall beschrieben, der nach
2000000 iE Penicillin in wenigen Tagen so gebessert werden konnte, daß
der Patient 6 Wochen nach Einleitung der antibiotischen Behandlung
nur noch ein leichtes Schwächegefühl in der Muskulatur aufwies. Auch
dieses war 4 Monate später völlig abgeklungen. HALTER wirft die Frage
auf, ob sich das Penicillin nicht etwa nur bei akuten Formen günstig
auswirke, während es bei chronischen versage. In 2 Fällen einer chronischen bzw. subchronischen Dermatomyositis blieb das Antibioticum
(2,6 Mill. bzw. 5 Mill. iE) nämlich völlig wirkungslos. Auch nach TRAPL
und HANZLÍČKOVÁ haben sich hohe Penicillindosen besonders in einem
akuten, indessen aber ebenfalls in einem chronischen Fall als sehr
brauchbar erwiesen, nachdem Vitamingaben, chemotherapeutische Medikamente sowie Nebennierenrindenextrakt versagt hätten. Im Gegensatz
zu den vorstehenden Angaben hat RICHTER bei einer Dermatomyositis
mit begleitender Phlegmone nur eine günstige Beeinflussung der Phlegmone beobachtet. Auch BENEDETTI und CONTI sahen einen Versager.
Ablehnend äußert sich ferner BARWASSER, der die Dermatomyositis der
Penicillintherapie nicht für zugänglich erklärt.

Die Angaben zeigen indessen, daß der Versuch einer Penicillinbehandlung zum Erfolg führen kann; wahrscheinlich dann, wenn die
Erkrankung sich auf dem Boden einer zwar noch nicht allgemein erwiesenen aber doch denkbaren Infektion entwickelt haben sollte, deren
Erreger penicillinempfindlich sind.

Diphtheria cutis.

Bereits FLEMING testete 1929 die Empfindlichkeit der Diphtheriebacillen gegen Penicillin und vermochte eine antibiotische Wirkung
festzustellen. Zu dem gleichen Ergebnis kamen CLUTTERBUCK und Mitarbeiter sowie CHAIN, FLOREY und Mitarbeiter. Auch YOUNG und MOOD
fanden bei 6 getesteten Bacillenstämmen sogar eine starke Hemmung
durch Penicillin. Eine weniger günstige Beeinflussung beobachteten
indessen ERCOLI, LEWIS und MOENCH. Zur Klärung dieser Differenzen
untersuchte LONG 30 Diphtheriebacillenstämme auf die zur Wachstumshemmung erforderliche Penicillinkonzentration und erhielt Werte, die
zwischen 0,02 und 0,004 iE/cm³ lagen. Eine hohe Penicillinempfindlichkeit bei Diphtheriebacillenträgern in etwa der Hälfte von 260 Kindern fand auch MELIN. Die Behandlungserfolge diphtherischer Affektionen der Haut sind daher entsprechend unterschiedlich, je nach
der Empfindlichkeit der vorliegenden Bacillen. HELLIER und HODGSON

haben erfolgreich einige Hautdiphtheriefälle mit örtlichen Penicillingaben behandelt, gaben jedoch auch gleichzeitig Antitoxin. Nur langsame Abheilung einer Achselhöhlenläsion nach Penicillinumschlägen, die in der Lösung 2500 iE/cm³ enthielten, sah SAFFRON. Schmerzen und Schwellung seien allerdings rasch zurückgegangen. Auch hier wurde gleichzeitig Antitoxin verabfolgt. DENHOFF und KOLODNY untersuchten 56 Patienten mit Tropengeschwüren oder ulcerierten Dermatitiden auf Anwesenheit von Diphtheriebacillen in den Läsionen. Dabei konnten sie 8 virulente und 30 avirulente Bacillenstämme nachweisen. Diphtheroide Stäbchen zeigten sich in 13 Fällen. Ferner isolierten sie hämolysierende Staphylokokken und Streptokokken. Zwecks Auffindung der geeignetsten Penicillintherapie behandelten sie a) mit isotonischen Kochsalzumschlägen, b) mit Penicillinumschlägen von je 2 Std Dauer, 3mal täglich (250 iE/cm³). In der Zwischenzeit gaben sie Umschläge mit physiologischer Kochsalzlösung, c) mit intramuskulären Penicillininjektionen zu je 20000 iE alle 3 Std, örtlicher Behandlung wie unter a, d) mit einer Kombination von b und c. Die besten Ergebnisse erzielten sie mit der Methode nach b. Günstige Erfahrungen bei diphtherieinfizierten Dermatosen machte CERNOHORSKY. Abheilung eines diphtherischen Geschwüres im Gesicht eines 3 Jahre alten Kindes nach Penicillinsalbe erreichte VENKEI in 8 Tagen. Einige Wochen später stellte sich jedoch ein Rezidiv ein, das nach Antitoxininjektionen und erneuter Penicillinsalbe dann endgültig abheilte. Nach ROBERT ist Penicillin nur von sekundärer Bedeutung, da auch hier die immunbiologischen Behandlungsverfahren noch immer im Vordergrunde stünden.

Die Ergebnisse der Penicillintherapie bei diphtherischen Affektionen sind demnach unterschiedlich. Unsere Auffassung geht dahin, in allen Fällen Antitoxin zu geben, dazu täglich 200000—300000 iE Penicillin intramuskulär, 7—10 Tage lang, kombiniert mit lokaler Penicillinanwendung.

Ecthyma vulgare (Pyodermia ecthymatosa).

Die vorwiegend durch Streptokokken, aber auch durch Staphylokokken (MARCHIONINI) verursachten, meist an den Unterschenkeln lokalisierten Geschwüre sind eine geeignete Indikation für die Penicillintherapie. HELLIER und HODGSON behandelten 45 Fälle lokal (Spray, Salben) und erreichten eine durchschnittliche Behandlungsdauer von 12,3 Tagen, im Gegensatz zu 30,1 Tagen vor der Einführung des Penicillins. Die Verfasser betonen den großen Wert des angewendeten Antibioticums gerade bei dieser Affektion. JOHNSON erzielte Heilung in durchschnittlich 11 Tagen. Die von WAISMAN und GOTS benutzte Salbe enthielt 800 iE/g Penicillin und führte auch bei wechselnden Salbengrundlagen zu guten Ergebnissen. CANIZARES heilte 5 von 6 Fällen. Die Resultate waren für HELLIER so überzeugend, daß er geradezu von dramatischen Erfolgen spricht. MILLER, RODRIQUEZ und DOMONKOS behandelten 21 Kranke mit einer Salbe, die zwischen 500—2000 iE/g Penicillin enthielt. Auch diese Autoren haben gute Ergebnisse beobachtet. Sie versuchten ferner eine kombinierte Sulfonamid-Penicillinsalbe, die sich aber nicht als überlegen zeigte. Während die vorstehenden Verfasser das Heilmittel lokal applizierten, verwendete BARWASSER Penicillin in Öl und Bienenwachs, d. h. Depotpenicillin, um über den Blutweg Heilung zu erreichen. Nach seinen Angaben gelang ihm dies bereits nach 4 bis 5 Tagen. Gleichfalls gute Erfolge führt REQUE an. FERLAINO arbeitete mit einer etwa 500—1000 iE/g enthaltenden Salbe, die in der Kälte aufbewahrt bis zu 6 Monaten aktiv bleiben sollte. Er bezeichnete sie als ein „prächtiges Mittel" bei der vorstehenden Dermatose. Die Penicillinbehandlung der Ecthymata zählt nach WRONG zu den Hautkrankheiten, die den höchsten Prozentsatz an Heilungen zeitigen. Auch TOBIAS und GREENHOUSE erzielten hier die besten therapeutischen Ergebnisse mit einer etwa 500 iE/g enthaltenden wasserlöslichen Penicillinsalbe. Gleich gute Wirkung teilen SIMON und HENOCQ mit. Obwohl PIPER nur mit 200 iE/g-Salbe behandelte, fand auch er eine günstige Beeinflussung, insbesondere von hartnäckigen Ecthymafällen. Diese geringe Dosierung ist aber wegen der Gefahr der Penicillinresistenzbildung der ursächlichen Erreger möglichst zu vermeiden. HOPKINS und LAWRENCE indessen benutzten eine Salbe, die zwischen 10000—100000 iE/g enthielt. 82% aller Ecthymata heilten damit in 7 Tagen ab. Bei zu frühem Absetzen des Medikamentes kam es jedoch in etwa 18% der Fälle zu Rezidiven. Auch dieses Extrem einer zu hohen Penicillinkonzentration ist nicht anzustreben, da nach übereinstimmenden Berichten nicht weniger Autoren die Erfolge im allgemeinen nicht besser sind als nach einer sich bisher als günstig erwiesenen Konzentration von 1000 iE/g Trägersubstanz.

Nach unseren eigenen Erfahrungen bewährte sich die gleichzeitig erfolgende intramuskuläre und lokale Penicillinbehandlung. Zur Lokalbehandlung verwenden wir Penicillinsalben, zur intramuskulären Therapie Novocain-Penicillin (mit 1000 iE/g Salbe und täglicher Applikation von 300000 iE intramuskulär) bei einer Behandlungsdauer von 5 bis 6 Tagen. In einigen Fällen beobachteten wir, daß die in den ersten Tagen günstige Heilungstendenz rasch zum Stillstand kam. Wir setzten dann die Penicillinbehandlung ab, um nicht durch längere Verabreichung des Antibioticums die ja an sich vorhandene Gefahr der Sensibilisierung des Gewebes zu erhöhen. Die Ausführungen lassen jedenfalls erkennen, daß sich im allgemeinen Penicillin in jeder Form bei der Behandlung der Ecthymata bewährt hat. Es sei aber nochmals die in allen Fällen notwendige Testung der Erreger auf Penicillinempfindlichkeit hervorgehoben.

Erysipel.

KILLIAN gibt an, daß sich in der Literatur relativ wenige Arbeiten finden lassen, die die Penicillinbehandlung des Erysipels zum Gegenstand haben. Er weist auf 3 diesbezügliche Mitteilungen hin (LYONS, ferner DENNY, SHALLENBERGER und PYLE sowie HERRELL), die von Erfolgen gegen β-hämolysierende Erysipelstreptokokken sprechen. Im dermatologischen Schrifttum finden sich jedoch weitere Veröffentlichungen. So verabreichten HUDSON, MEANCOCK, McINTOSH und SELBIE das Antibioticum parenteral und erzielten nach durchschnittlich 3 Tagen Heilung. MITCHELL-HEGGS hält die Penicillintherapie bei der vorstehenden Dermatose ebenfalls für nützlich, und REQUE spricht von „ausgezeichneten" Erfolgen bei der Anwendung dieses Heilmittels. BARWASSER verabfolgte das Medikament in Erdöl und Bienenwachs und brachte die Affektion in 4 Tagen zur Abheilung. CUILLERET und Mitarbeiter indessen erzielten zwar rasches Abklingen der entzündlichen Rötung und Schwellung, konnten jedoch ein Rezidiv nicht verhindern. Auch örtliche Penicillingaben wurden versucht (WRONG), aber wie zu erwarten, ohne Erfolg. Eine 3stündliche, intramuskuläre Gabe von 15000—20000 iE führte dann zu guten Ergebnissen. Wichtig ist, die Behandlung genügend lange fortzusetzen, mindestens aber noch 48 Std nach dem Abklingen des Fiebers. Nach seinen Angaben zählt das Erysipel zu der Gruppe von Dermatosen, die durch Penicillinanwendung den höchsten Heilungsprozentsatz aufweisen. ROBERT behandelte sowohl mit Sulfonamiden als auch mit Penicillin in getrennten Gruppen und betont, daß bei frühzeitiger Anwendung durch Penicillin die schönsten Erfolge erzielt werden können (89% Heilung). Versager wurden indessen bei schweren Fällen der unteren Extremitäten beobachtet. Daher seien immunbiologische Methoden vorzuziehen. Nach MIESCHER zählt das Erysipel zu den bedingten Indikationen der Penicillinbehandlung.

Wenn auch die Sulfonamide heute noch immer im Gebrauch wirtschaftlicher sind als das Penicillin, wird es doch Fälle geben, in denen das Antibioticum nicht zu umgehen ist. Wir denken dabei an Kranke, bei denen bereits eine Sulfonamidschädigung vorliegt. Ein solches Ereignis beschrieb ALTMANN, der eine Gesichtsrose nach vorausgehender Neoulironpolyneuritis durch Kombination lokaler Penicillinumschläge mit parenteraler Applikation (20000 iE alle 3 Std, insgesamt 480000 iE) heilte. Auch DOSTROVSKY empfiehlt Penicillin in Sulfonamid-kontraindizierten Fällen. Als geeignet halten wir ferner Patienten mit drohender Anuriegefahr bei Nephritis. Gute Behandlungsergebnisse nach Penicillin sahen gleichfalls MONCORPS, HEINLEIN und Mitarbeiter sowie DURAND. Letzterer konnte einen fast hoffnungslosen Fall durch Penicillin retten.

Was unsere eigenen Ergebnisse anbetrifft, so können auch wir nur bestätigen, daß in einzelnen Fällen zweifellos die Penicillinbehandlung des Erysipels der Sulfonamidtherapie überlegen ist, in anderen versagt die Penicillinbehandlung völlig. Ja, wir sahen sogar 2 Fälle, bei denen sich während einer aus anderen Gründen durchgeführten Penicillinbehandlung ein Erysipel entwickelte. Im Falle der Anwendung empfiehlt sich eine Procainpenicillingabe von 300000 iE täglich, 4—5 Tage lang.

Erysipeloid.

Eine jedem Heilmittel gerecht werdende Würdigung seines Nutzens bei der Behandlung des Schweinerotlaufes ist schwierig, da in vielen Fällen diese Dermatose von selbst abheilt, und unter Umständen vielleicht schon eine Abgrenzung des Herdes mit Leukoplaststreifen erfolgreich sein kann, worauf KLAUDER hinweist. Um die Wirksamkeit des Penicillins gegen den Erreger des Erysipeloids, den Bacillus murisepticus (Erysipelothrix rhusiopathiae) ausfindig zu machen, infizierten HEILMAN und HERRELL 80 Mäuse, von denen 40 anschließend Penicillin erhielten. Von der behandelten Gruppe starben nur 2, während die gesamte unbehandelte zugrunde ging. Auch GREY führte entsprechende Versuche durch. Von 40 infizierten Mäusen starben 20, die kein Penicillin erhalten hatten. Dabei war das Antibioticum 16 Std post infectionem erstmalig gegeben worden (7000 iE), 24stündlich 7 Tage lang fortgesetzt. In vitro Untersuchungen ließen eine wechselnde Beeinflußbarkeit des Erregers durch Penicillin erkennen (Hemmung des Wachstums von 0,1 bis 0,01 iE/cm^3).

Von Interesse sind in diesem Zusammenhang die Ergebnisse der experimentellen Infektion der Maus auch von BÄR. Der Verfasser prüfte den Wert der Sulfonamide, des Auro-Detoxins sowie des Penicillins bei der Bekämpfung der Infektion. Dabei fand er, daß allein Penicillin in hohen Dosen in der Lage war, den Erreger abzutöten. Indessen gingen die Tiere trotzdem einige Zeit später, offenbar an den Abscheidungsstoffen der Bakterien, zugrunde. Eine Kombination von Rotlaufserum mit Penicillin zur Behandlung des Erysipeloids wird daher empfohlen. VAN DOORMAAL sieht aber von Rotlaufseruminjektionen überhaupt ab, da nach seiner Ansicht diese Methode weniger wirksam sei als die Penicillintherapie. Außerdem vermeide letztere die Gefahr des Ausbruchs einer Serumkrankheit . Die Gesamtdosis des Verfassers betrug 500000 iE, 3stündlich zu je 25000 iE injiziert. HODGSON verabreichte in 2 Fällen das Heilmittel intramuskulär und sah in Kürze Abheilung. BARBER, NELLEN und ZOOB gaben in 3 Fällen 20000 iE alle 3 Std, 3 Tage lang, ohne einen Rückfall zu beobachten. Sulfonamide hatten bei diesen Patienten versagt. Die Diagnose war bakteriologisch bestätigt worden. COSTELLO verabfolgte insgesamt 800000 iE bei einer

66jährigen Frau. Da wegen des Alters die intermitierenden Dosen nur während der Tagesstunden gegeben wurden, nahm der Heilungsprozeß 10 Tage in Anspruch. Sicherlich hätte sich diese Zeit durch einen konstant bleibenden Blutspiegel nach Depotpenicillin verkürzen lassen. In einem Fall von NICHOLAS klangen schon 6 Std nach Einleitung der antibiotischen Therapie die subjektiven Empfindungen ab. Die Heilung war nach insgesamt 800000 iE eingetreten. Ein Schwinden aller krankhaften Erscheinungen nach nur 100000 iE in 4 Tagen erzielte CANIZARES, während MACAULAY, der besonders den Berufserkrankungscharakter der Affektion hervorhebt (vor allem FLEISCHER und FISCHER betroffen), bis zu Höchstdosen von 1080000 iE geht. Auch letzterer sah keine Wirkung nach Sulfonamiden.

Eine interessante, bereits 9 Jahre bestehende Infektion, die sich allmählich über beide Hände und Füße ausgedehnt hatte und bakteriologisch sowie serologisch bestätigt werden konnte, teilte STILES mit. Nach insgesamt nur 600000 iE Penicillin trat in einer Nachbeobachtungszeit von 2 Jahren kein erneutes Rezidiv auf. Von ausgezeichneten Erfolgen bei der antibiotischen Therapie spricht REQUE, und auch SVATA sowie EHRLICH beobachteten gute Ergebnisse, ersterer vor allem bei schweren und rückfälligen Erysipeloidformen. Einen auf Sulfonamidgaben versagenden, bakteriologisch allerdings nicht erhärteten Fall, heilten nach 640000 iE FERGUSON, HAND und STRAUCH. MACAULAY brachte in 5 Fällen, die ebenfalls auf Sulfonamide nicht reagierten, alle pathologischen Erscheinungen in 3 Wochen zum Abklingen und bezeichnet die Penicillintherapie des Schweinerotlaufes als die Methode der Wahl. Eine kürzere Zeit der Heilung erzielten SZODORAY und BOROTA. Zwecks Auffindung der geeignetsten Therapie verabreichten sie a) lokale Antiseptica + Eigenblutinjektionen + Sulfonamide, b) Bestrahlungen (Röntgen?) + örtliche Antiseruminjektionen + Sulfonamide, c) Penicillin, insgesamt 200000 iE. Nach ihren Erfahrungen klang die Affektion nach den Methoden a) und b) in 14—26 Tagen ab, während sie nach dem Verfahren c) nur 5—9 Tage zur Heilung in Anspruch nahm. Günstige Erfolge nach 500000 iE Penicillin sah ferner DESAI, und auch nach LUNDBERG zeitigte die antibiotische Behandlungsmethode mit Penicillin die besten Resultate bei der Bekämpfung.

Eine Sepsis im Gefolge eines Schweinerotlaufs ist außerordentlich selten. Daß sie aber eintreten kann, zeigt ein Fall von MISGELD. Schon wenige Stunden nach der Infektion kam es zu hohen Temperaturen, anginösen Beschwerden, starker Unruhe, Kurzatmigkeit sowie zeitweiliger Somnolenz. Herz- und Kreislaufinsuffizienzerscheinungen deuteten den Ernst der Situation an. Wenn auch der Erregernachweis nicht durchgeführt werden konnte, so verdient doch die günstige Wendung nach Einleitung

der Penicillinbehandlung (40000 iE 3stündlich, insgesamt 1820000 iE)
hervorgehoben zu werden. Nach 24 Std war die Temperatur bereits
subfebril, an die sich rasch weitere Besserung und Heilung anschlossen.

Die optimistische Beurteilung der Penicillinwirksamkeit bei der
Behandlung des Schweinerotlaufs können wir auf Grund unserer
eigenen Erfahrungen nicht völlig teilen. Es gibt sicherlich Fälle, bei
denen das Penicillin nicht zum Erfolg geführt hat, und bei denen man
auf die Schweinerotlaufserumbehandlung zurückkommen muß. Aus
diesem Grunde sind wir neuerdings dazu übergegangen, die Penicillinbehandlung mit Schweinerotlaufserum zu kombinieren. Dabei ist im
allgemeinen eine Gesamtdosis von 900000 iE, täglich zu je 300000 iE
Depotpenicillin injiziert, ausreichend.

Erythema exsudativum multiforme; Erythema nodosum.

Die Verwendung des Penicillins bei diesen Exanthemen führte zu
keinen überzeugenden Ergebnissen. Vorwiegend wurden schwerere
Formen beschrieben, die meist eine sekundäre Infektion erkennen ließen.
So behandelte WILDERMANN Fälle von Stevens-Johnson-Syndrom, in
denen er nur die sekundären Infektionen als beeinflußbar fand.
WENTZ und SEIPLE sahen ebenfalls bei diesen schweren Formen des
Erythema exsudativum multiforme keine Wirksamkeit des Penicillins,
und FITZGERALD konnte einen ernsten Fall trotz Penicillin und Sulfonamiden nicht vor dem Exitus bewahren. Bessere Resultate wollen
ROBINSON sowie WRIGHT, GOLD und JENNINGS gefunden haben. Letztere sind aber gleichermaßen skeptisch hinsichtlich des wirklichen Wertes
der Penicillintherapie, da der Verlauf der vorstehenden Dermatose stets
unberechenbar sei. In wenigen Fällen eines Erythema exsudativum
multiforme und auch eines Erythema nodosum sahen VACHON und
MOINDROT sowie CUILLERET und MOINDROT schnellen Temperaturrückgang und Heilung nach durchschnittlich 1000000 iE. Die Ursache der
Exantheme konnte jedoch nicht ausfindig gemacht werden. Schließlich
sei noch FÖLDVARI erwähnt, der in seinen Erythema nodosum-Fällen
eine Penicillinbehandlung mit Erfolg durchgeführt haben will.

Nach dieser kurzen Darstellung folgt, daß Penicillin nicht in der
Lage ist — von einer möglichen Beeinflussung sekundärer Infektionen
abgesehen — einen Einfluß auf den Verlauf des Erythema exsudativum
multiforme und des Erythema nodosum auszuüben. Unsere eigenen
Erfahrungen weichen von den vorstehenden Ergebnissen nicht ab.

Folliculitis simplex.

Gedacht ist hier nach dem Schrifttum vor allem an Folliculitiden
im Sinne einer Impetigo Bockhart, einer Folliculitis staphylogenes
superficialis.

Diese Form wird, wie die Nomenklatur bereits besagt, durch Staphylokokken hervorgerufen. Da diese nun nicht selten penicillinempfindlich sind, eröffnen sich daher bei dieser Affektion begründete Aussichten auf eine erfolgreiche Penicillintherapie. So hält MITCHELL-HEGGS das Antibioticum als Spray oder in Cremes für äußerst nützlich, und auch WAISMAN und GOTS sahen nach Salbenanwendung (800 iE/g) im ganzen gute Ergebnisse, während CANIZARES allerdings von 16 Fällen 14 als nur befriedigend und 2 als unbeeinflußt bezeichnete. Die Versuche von COHEN und PFAFF, Folliculitiden durch intramuskuläre Penicillinanwendung zu heilen, verliefen in wenigen Fällen unbefriedigend. HELLIER aber rechnet die oberflächlichen Haarbalgentzündungen zu der Gruppe von Hautkrankheiten, die auf Penicillin dramatisch reagieren, wie auch GOLDMAN, SUSKIND und FRIEND das Medikament bei oberflächlichen pustulösen Follikulitiden für geeignet halten. Sie beobachteten aber nicht selten Sensibilisierungserscheinungen bei Erwachsenen, wenn Gesichtsherde behandelt werden mußten, Eine Erklärung vermochten sie dafür nicht anzugeben. Von 12 Fällen oberflächlicher Folliculitiden heilten WRIGHT und GROSS 6 Kranke durch lokale Penicillinanwendung, 4 wurden gebessert und 2 zeigten Verschlimmerung. Eine vorausgehende Resistenzbestimmung hatten diese Autoren jedoch nicht durchgeführt. Promptes Zurückgehen der Entzündungserscheinungen einer Folliculitis agminata sycosiformis nach örtlicher Penicillingabe beobachtete SVATA, und MILLER, RODRIQUEZ und DOMONKOS fanden eine Konzentration von 500 iE/g Salbe als hochwirksames Mittel gegen einfache Follicultiden, vermochten indessen solche des Bartbereiches, also eigentliche Sycosis barbae-Formen, weniger zu beeinflussen.

Unsere Grundsätze und Erfahrungen bezüglich der Penicillinbehandlung einfacher Haarbalgentzünnungen wie auch insbesondere der Folliculitis barbae haben wir im Abschnitt über Sycosis barbae niedergelegt. Auf jene Stelle sei daher verwiesen.

Framboesia tropica.

Die Kenntnis der spirochäticiden Eigenschaften des Penicillins bei Lues führte bald nach der ersten Veröffentlichung von MAHONEY und Mitarbeitern 1943 zur Anwendung dieses Antibioticums auch bei anderen Spirochätosen. Bereits 1944 teilten FINDLAY und Mitarbeiter (24 Fälle, Westafrika) die ersten Behandlungsergebnisse bei der Framboesie mit, denen weitere von WHITEHILL und AUSTRIAN (17 Fälle, Fiji) sowie von DA CUNHA und Mitarbeitern (12 Fälle, Brasilien) und von LOOGFREN (1 Fall, Europa) folgten. HILL, FINDLAY und MACPHERSON faßten ihre bisherigen Erfahrungen, die sie bei 128 Kranken (15 primäre, 96 sekundäre und 17 tertiäre Stadien) sammeln konnten,

dahingehend zusammen, daß der Erreger der Framboesie, die Spirochaeta pallidula (Treponema pertenue) gegen Penicillin sehr empfindlich
sei, und die Kranken bei täglichen Injektionen von 100000 iE in Erdnußöl und Bienenwachs nach einer Gesamtdosis von 2000000 iE geheilt
werden könnten. In 9—24 Std nach der ersten Injektion waren die
Spirochäten aus den Läsionen verschwunden, während der Rückgang
aller krankhaften Erscheinungen etwa $8^1/_2$—9 Tage in Anspruch nahm.
WHITEHILL und AUSTRIAN behandelten primäre und sekundäre Stadien,
gaben jedoch bei den ersten Versuchen nur 500000 iE Penicillin. Obwohl
alle Hautefflorescenzen innerhalb von 3 Wochen zurückgingen, blieb
indessen die Blutseroreaktion (Kahntest) unbeeinflußt. Die gleichen
Verfasser veröffentlichten ein Jahr später eine ergänzende Arbeit über
weitere Erfahrungen. Die Gesamtdosis wurde bis zu 2400000 iE erhöht.
5 Fälle befanden sich im I., 36 Fälle im II. und 1 Fall im III. Stadium.
Nach Ansicht der Autoren war bei 41 Kranken Heilung eingetreten,
jedoch blieb in einer nur 5 Monate betragenden Nachbeobachtungszeit
die Seroreaktion in jedem Fall positiv.

Eine eingehende Würdigung der Penicillinbehandlung dieser Tropen-
krankheit führten DWINELLE, SHELDON, REIN und STERNBERG durch.
Ihr Krankengut bestand aus 500 Fällen (Framboesie I und II), von denen
446 ein Jahr nachbeobachtet wurden. Die Dosierung des Antibioticums
belief sich durchschnittlich auf 1200000 iE. In allen Fällen trat klinisch
Abheilung oder Besserung ein, die positiven serologischen Reaktionen
blieben aber auch hier bei den meisten Patienten unbeeinflußt. Die
von den Verfassern mitgeteilten Ergebnisse sahen wie folgt aus:

17% vollkommen geheilt,
75% klinisch geheilt (allmählicher Rückgang der positiven Seroreaktionen),
8% klinische und serologische Versager oder Reinfektionen.

Die Untersucher vertreten den Standpunkt, daß das Penicillin als
das heutige Mittel der Wahl bei der Framboesie angesehen werden muß.
Das Anhalten der positiven Seroreaktionen bei klinischer Abheilung
der Hauterscheinungen bestätigten auch STUBENBORD in einem von
ihm behandelten Fall (1500000 iE), sowie von französischer Seite
FLOCH und DE LAJUDIE (4 Fälle, insgesamt pro Casus nur 100000 iE
Penicillin). NERY GUIMARAES kombinierte mit Neosalvarsan und sah
gute klinische Erfolge, aber ebenfalls Persistieren der positiven Seroreaktionen. Nach Ansicht dieses Verfassers ist es besser, kleine Penicillindosen über einen längeren Zeitraum zu geben als große Mengen
in wenigen Tagen. Jüngere Kranke hätten besser auf die Therapie
angesprochen als ältere. Im Gegensatz dazu vertritt DUVALIER die
Ansicht, daß große Dosen (9000000, 1800000 iE täglich injiziert) weit
wirksamer seien als kleine. Darüber hinaus empfiehlt auch er noch
eine Kombination mit Arsen- und Wismutpräparaten.

Aus den vorliegenden Ergebnissen dürfte ersichtlich sein, daß die Penicillinbehandlung der Framboesie zwar klinisch gute Resultate zeitigt, wir aber nicht berechtigt sind, im strengen Sinne des Wortes von einer Heilung zu sprechen, solange nämlich die Seroreaktionen positiv bleiben. Die Erfolge weiterer Behandlungsversuche bleiben daher abzuwarten. Eigene Erfahrungen liegen nicht vor.

Furunculosis und Schweißdrüsenabscesse des Säuglings.

Die Behandlung der Furunculosis wurde sowohl durch lokale als auch durch parenterale Penicillinapplikationen vorgenommen. Es stellte sich jedoch bald heraus, daß aus verständlichen Gründen eine Penicillinsalbenmedikation im allgemeinen nicht zum Ziele führt. Während JOHNSON mit einer penicillinhaltigen, wassermischbaren Oxycholesterinvaseline gute Erfolge gesehen haben will, und GOTTSCHALK und Mitarbeiter nach Penicillinsalbe von entscheidender Besserung sprechen, hat nach WRIGHT und GROSS, ROXBURGH und Mitarbeitern, HELLIER sowie CORMIA und ALSEVER die lokale Anwendung versagt. Die zuletzt angeführten Verfasser sprechen allerdings auch der intramuskulären Penicillinbehandlung jeden Wert ab. Lokale Penicillinsalbe, kombiniert mit intramuskulären Dosen des Antibioticums, verabreichte mit Erfolg BARAC.

Der Furunculosis der Erwachsenen entsprechend, pflegen sich bei Säuglingen und Kleinkindern multiple Schweißdrüsenabscesse (Periporitis suppurativa) in den warmen Sommermonaten nicht selten auf dem Boden einer Miliaria aufzupfropfen, wie COLEMAN und SAKO hervorheben. In solchen Fällen erzielten sie durch intramuskuläre Gesamtgaben von 200000—460000 iE sehr gute Heilergebnisse (5000—10000 iE, 3stündlich injiziert). MITCHELL-HEGGS hält die antibiotische Form der Furunkelbehandlung für nützlich, und REQUE spricht von befriedigenden Resultaten. Von HAGERMAN sowie von MIESCHER wird diese Affektion als gute Indikation für die Penicillinanwendung bezeichnet (150000—200000 iE 2—4 Tage), während sich nach ROBERT die parenterale Penicillintherapie den Sulfonamiden nur als leicht überlegen gezeigt habe. Für bemerkenswert halten TAYLOR und HUGHES die starke Schmerzherabsetzung nach Einleitung der Penicillinbehandlung, eine Beobachtung, die auch von vielen anderen Untersuchern bestätigt wurde. Besonders bewährt hat sich die Penicillintherapie der Furunkulose auch in den Fällen, in denen sich eine sekundäre Nephritis hinzugesellte. DE MAGISTRIS erzielte bei solchen Patienten mit 200000 bis 600000 iE schnelle Abheilung der generalisierten Furunkelbildungen. Sehr anerkennend äußert sich auch LILES. Im Penicillin hätten wir jetzt ein Mittel, das bei weitem alle anderen Medikamente überträfe. Er spritzte in 50 Fällen 20000 iE/cm³ lokal in das Zentrum des Furunkels.

Selten sei es notwendig gewesen, noch ein zweites Mal zu injizieren, da der Rückgang schon am nächsten Tag einzutreten pflegte. Auch HAACK injizierte 100000—200000 iE zentral in die Nekrose mit ausgezeichnetem Erfolg. Die Dosis wird nach 3 Std wiederholt. Ebenso am folgenden Tage. Rötung und Schwellung gehen schnell zurück. Besonders die Schmerzen seien etwa 1 Std nach der ersten Injektion abgeklungen. Das gleiche Verfahren, nur mit anderer Dosierung (20000—500000 iE) wendete NIEMAND an. Das schnelle Schwinden der Schmerzen läßt diese Methode zum Mittel der Wahl werden. Ein Versager ergab sich nur im Falle des Vorliegens penicillinresistenter Staphylokokken. INUI setzte der Penicillinlösung noch Novocain zu, um auch die erste Injektion schmerzfrei zu gestalten. Er injizierte 10000—50000 iE/cm³ in die entzündliche Umgebung. Dabei gab er insgesamt bis zu 50 cm³, die er auf 3—6 Einspritzungen verteilte.

Nach den hier geschilderten Erfahrungen müßte der lokalen Injektions- und Infiltrationsmethode der Vorzug gegeben werden, da sie eine hohe örtliche Penicillinkonzentration im Gewebe gewährleistet, die zu einer erheblichen Einsparung des Penicillinverbrauches und damit der Kosten bei der Behandlung dieser Dermatose führt.

Sofern sich penicillinempfindliche Erreger nachweisen ließen, haben wir kaum Versager der Penicillinbehandlung bei der Furunkulose gesehen. Es handelt sich dabei natürlich immer nur um die Beseitigung vorhandener Furunkel, denn eine prophylaktische Wirkung kommt ja bekanntlich dem Penicillin nicht zu. Infolgedessen ist im Anschluß an die Penicillinbehandlung, bei der es im allgemeinen genügt, 5 Injektionen zu je 300000 iE Depotpenicillin an 5 aufeinanderfolgenden Tagen zu verabreichen, eine desinfizierende Therapie notwendig, die in Form von Bädern mit keimtötenden Lösungen (Kaliumpermanganat-, Sublimatbädern), lokaler Anwendung von Sublimatspiritus, 10% Schwefelschüttelmixtur und ähnlichem noch 2—3 Wochen nach Beendigung der Penicillinbehandlung zu erfolgen hat. Vor allem aber ist auf Wechsel infizierter Wäsche (keimtragender Kragen, des Hutes usw.) zu achten, ferner auf einen Wechsel der Bettwäsche, insbesondere des Kopfkissenbezuges bei Lokalisation im Bereich des Kopfes. Schließlich bewährt sich in solchen Fällen eine nachfolgende Kur mit Injektionen von Vaccinen zur Steigerung der Resistenz, falls nicht zuvor die Blutzuckeruntersuchung einen Diabetes mellitus oder mindestens eine Hyperglykämie als Ursache der Furunkulose ermittelt hat.

Herpes labialis; Herpes zoster.

Eine durch Virus ausgelöste Affektion hat von vornherein wenig Aussicht auf Beeinflußbarkeit durch Penicillin. Die von ROXBURGH, CHRISTIE und ROXBURGH durchgeführte Probebehandlung eines Herpes labialis verlief erwartungsgemäß ergebnislos. Auf die im Abschnitt über den Einfluß des Penicillins auf die Erreger mitgeteilten Beobachtungen (Seite 14) von GROUPE und RAKE möchten wir aber an dieser Stelle hinweisen. Von Interesse ist nun die Mitteilung von FLANDIN, der 12 Herpes zoster-Fälle parenteral behandelte. Der Verfasser führt als Ergebnis seiner Therapie schnelles Abklingen der Schmerzen, schnellere Entwicklung und selbst abortiven Verlauf der Efflorescenzen an. Weniger befriedigend waren die Resultate, wenn stärkere schmerzhafte Komplikationen bestanden. Zu ähnlichen Ergebnissen kamen KEINING und DORNER, die bei 3 schweren Herpes zoster-Fällen mit täglichen Gaben von 300000 iE Depotpenicillin nach 5 Tagen rasches Abklingen der meist erheblichen Sekundärinfektion, beschleunigten Rückgang der Gesamteruption und auffallende Besserung der neuralgischen Beschwerden fanden. Auch wir hatten in einzelnen Fällen von Zoster, besonders von Zoster gangraenosus, Gelegenheit, die geschilderten günstigen Ergebnisse des Schrifttums zu bestätigen.

Hidradenitis suppurativa.

Schweißdrüsenabscesse wurden bisher sowohl durch Penicillinsalben als auch durch lokale und glutäale Penicillininjektionen behandelt. Im allgemeinen wird der parenteralen Therapie der Vorzug gegeben. So hält MITCHELL-HEGGS diese Applikationsweise für nützlich. Auch REQUE gibt gute Ergebnisse bekannt. CANIZARES verwendete Penicillinsalbe lokal mit unterschiedlichem Resultat. Sowohl Penicillinsalbe als auch parenterale Verschreibung benutzte BARAC, erzielte jedoch nicht in allen Fällen Heilung. Während BENTZEN erfolgreich mit lokalen Penicillininjektionen, denen noch Sulfonamide zugesetzt waren, behandelt, und HAACK 1000—2000 iE in 0,1—0,2 cm³ Wasser gelöst zentral in die Nekrose injiziert, genügen nach BERSANO BEGEY Infiltrationen mit Penicillin in Öl und Wachs (30000—200000 iE) nicht, um Schweißdrüsenabscesse zu heilen. Letzterer hatte jedoch prompten Erfolg, wenn er 2mal täglich 2 Tage 150000 iE intramuskulär verabreichte. Die Einspritzung des Penicillins nach HAACK wird nach 3 Std wiederholt, desgleichen am folgenden Tag. Bemerkenswert seien das schnelle Schwinden der Rötung und der Schwellung, vor allem aber der subjektiven Beschwerden, deren Rückgang bereits 1 Std nach der ersten Injektion einsetzen soll. HOPKINS und LAWRENCE gaben im gleichen Zeitraum die doppelte Menge des Heilmittels parenteral, und DITTRICH sah ebenfalls gute Erfolge nach intramuskulären Einspritzungen, desgleichen MIESCHER (150000—200000 iE, 2—4 Tage lang). Nach ROBERT leistet Penicillin in diesen Fällen etwas mehr als die Sulfonamide.

Ohne Zweifel ist durch die Penicillinbehandlung der Schweißdrüsenabscesse ein erheblicher Fortschritt erzielt worden. Davon kann man

sich besonders in solchen Ländern überzeugen, in denen Schweißdrüsenabscesse fast den Charakter von Volksseuchen annehmen. Bekanntlich
ist in den mohammedanischen Ländern der Gläubige verpflichtet, regel-
mäßig Achsel- und Schamhaare zu entfernen. Bei diesen Prozeduren,
die insbesondere in der bäuerlichen Bevölkerung nicht immer unter
hygienisch einwandfreien Kautelen erfolgen, dringen nicht selten Staphylokokken in die Schweißdrüsenausführungsgänge der apokrinen
Drüsen ein und rufen die bekannten Schweißdrüsenabscesse hervor.
Der türkische Volksmund kennt diese Krankheit unter dem Namen
„Köpek memesi", was zu deutsch „Hundezitzenkrankheit" bedeutet,
weil das Krankheitsbild an Hundezitzen erinnert. Wir hatten in Ankara
Gelegenheit, eine große Zahl solcher Fälle mit Penicillin zu behandeln.
Auf diese Weise war es möglich, statt der früheren wochen- und manch-
mal monatelangen Therapie einen Heilerfolg schon in wenigen Tagen zu
erzielen. Wir gaben 5 Tage hintereinander je 300 000 iE Depotpenicillin
und verabfolgten gleichzeitig eine Röntgenbestrahlung mit 150—250 r,
3—4 mm Al, 100 KV. Durch diese Kombination, zu der wir noch
Umschläge mit Rivanollösung oder Salbenverbände mit reinem Ichthyol
hinzufügten, gelang im allgemeinen eine Abheilung in 6—8 Tagen.
Die gleichen Erfahrungen haben wir dann in Hamburg gemacht.

Impetigo contagiosa (Staphylodermia et Streptodermia vesiculosa, bullosa, crustosa, impetiginosa).

Die vorwiegend streptogen, seltener staphylogen bedingte oberflächliche Dermatose hat in der Penicillinliteratur rege Beachtung gefunden.
Sie muß daher als die eigentliche Domäne der Penicillintherapie angesehen werden. Die ersten Behandlungsversuche erfolgten noch mit
Penicillinkulturfiltraten. In 12 Fällen wurde von JOHNSON jegliche
vorausgehende Reinigung unterlassen. Die honiggelben Krusten der
einzelnen Herde blieben also unberührt. Trotzdem gesundeten alle
Kranken in durchschnittlich 7 Tagen. Gleich gute Erfolge verzeichnete
er später nach Salbenanwendung. Sein Medikament Aquaphor (Oxy-
cholesterine-Vaseline) enthielt jedoch nur 160 iE/g. TAYLOR und
HUGHES behandelten mit einer wäßrigen Lösung als Spray (200 iE/cm³).
Diese Konzentration sollte aber nach unseren heutigen Erfahrungen
höher angesetzt werden, um eine Züchtung penicillinresistenter Bakterien zu vermeiden. In diesem Sinne werden etwa 1000 iE/cm³ als ausreichend erachtet. Die Verfasser betonen, daß eine auf seborrhoischer
Grundlage bestehende Impetigo zum Rückfall neige, sobald die Penicillinbehandlung abgesetzt werde. Eine Kontrolle der Penicillinempfindlichkeit der Erreger wird auch von ihnen befürwortet, denn jede weitere
Penicillinverabreichung wäre sinnlos, wenn sich resistente Keime einstellen sollten. WRONG gibt der Spraybehandlung den Vorzug, da sich

nach seinen Erfahrungen nach Salben häufiger Hautentzündungen eingestellt hätten. Ein von GOLD hervorgehobener Fall einer erfolgreichen Penicillinbehandlung einer hartnäckigen Impetigo, die schon nach 4 Tagen bis auf eine kleine Stelle hinter dem Ohr abheilte, erscheint allerdings nicht genügend lange nachbeobachtet zu sein, denn erfahrungsgemäß pflegen gerade von solchen Restherden Rezidive auszugehen. HELLIER und HODGSON behandelten 204 nicht ausgesuchte Fälle lokal mit einem Penicillinspray, der durchschnittlich 500 iE/cm³ enthielt. Die Autoren verzeichneten nur 13 Versager, bei einer durchschnittlichen Heildauer von 8,6 Tagen. Sie messen daher dem Antibioticum einen großen Wert bei der Impetigotherapie zu.

MITCHELL-HEGGS sieht im Penicillinspray sowie in Penicillincremes ebenfalls äußerst nützliche Medikamente gegen die vorstehende Erkrankung. Auch COHEN und PFAFF beobachteten in 11 Fällen nach Salbenbehandlung sehr gute Ergebnisse, während der Erfolg einer sekundären Impetigobehandlung bei Herpes zoster nur befriedigend war. FRANKS, DOBES und ROMANO berichten über 8 Fälle, die durchschnittlich nach 6 Tagen geheilt werden konnten. Dabei verwendeten sie sowohl Salbe als auch feuchte Umschläge. Die von GOTTSCHALK, ENGMAN, MOORE und WEISS verabfolgte Salbe enthielt 500 iE/g, die sie 4—8mal täglich auftrugen. Die Resultate unterschieden sich aber nicht. Von 21 Fällen heilten sie 13 nach durchschnittlich 5,8 Tagen. Auch SVATA stellte promptes Zurückgehen aller krankhaften Erscheinungen nach lokaler Anwendung fest. Möglicherweise sind die übereinstimmend guten Ergebnisse aller Untersucher auf die Tatsache zurückzuführen, die WAISMAN und GOTS hervorheben, daß nämlich bei dieser Hautaffektion fast immer nur penicillinempfindliche Erreger isoliert werden. Nach CANIZARES sprachen 20 von 22 Fällen ebenfalls gut auf eine lokale Penicillintherapie an. 2 Patienten ließen allerdings eine Kontaktdermatitis erkennen. GOLDMAN, SUSKIND und FRIEND betonen, daß sowohl akute als auch chronische Formen sehr schnell Besserung zeigten. WRIGHT und GROSS heilten von 25 Fällen 21, während 2 eine Verschlimmerung aufwiesen, und weitere 2 sich als Versager herausstellten. Nach ihren Erfahrungen ist Penicillin bei dieser Dermatose am besten geeignet. Eine Resistenzbestimmung der Erreger haben diese Autoren nicht durchgeführt. COMBES bezeichnet Penicillin in Polyäthylglykoldispersion als die beste Behandlung überhaupt, die ihm gegen die Impetigo contagiosa bisher bekannt geworden sei. Während die meisten Autoren ohne vorausgehende Reinigungsmaßnahmen sofort die Behandlung einleiten, hat DU BOULAY alle Krusten vorher gründlich mit Wasser und Seife entfernt. HELLIER beobachtete unter 204 Fällen etwa 5% Versager, bei einer durchschnittlichen Heildauer von 8,6 Tagen (Sprayanwendung). Interessant ist sein Vergleich mit 6000 Sulfathiazolbehandelten Impetigofällen, die 11% Versager bei einer durchschnittlichen Heilungszeit von 11,3 Tagen aufweisen. Ebenfalls erfolgreich wurde die Impetigo von MILLER, RODRIQUEZ und DOMONKOS behandelt. HAGEN stellt die Penicillintherapie (21 Fälle) der sonst üblichen Sulfonamid- Quecksilber-Acridinfarbstoffbehandlung gegenüber. Die Penicillintherapie nahm durchschnittlich nur 2,5 Tage in Anspruch, wobei der Verfasser besonders auf die geringe Streubreite in der Behandlungszeit hinweist. Die anderen Methoden dauerten bis zur Heilung etwa 6 Tage. BARWASSER umging eine lokale Therapie. Er injizierte Penicillin in Erdnußöl und Bienenwachs in 9 Fällen und erzielte bei 8 Kranken in 1—4 Tagen Heilung. Im Gegensatz dazu weist REQUE auf seine Erfahrungen hin, Dermatosen zwar ebenfalls bevorzugt parenteral mit Penicillin zu behandeln, gerade bei Impetigofällen aber bessere Ergebnisse nach lokaler Anwendung (Salben) gesehen zu haben.

Die Frage, ob die Impetigo contagiosa besser auf eine örtliche Penicillinapplikation oder auf intramuskuläre Injektionen reagiere, wurde von FINKLE geprüft. Er verabreichte 2mal 300000 iE in Bienenwachs und stellte fest, daß dieses Verfahren wirksamer sei als das lokale. Selbst wenn dem so wäre, drängt sich hier die Frage auf, welcher Patient nicht lieber auf Spritzen, gleich welcher Art, verzichten würde. Bei einer nach Impetigo contagiosa auftretenden Komplikation wird sich allerdings die parenterale Penicillinmedikation empfehlen. Wir denken an die nicht gar so selten auftretende Nephritis bei Kindern. Nach VUKAS sollen sich sogar in 21,2% aller mit Impetigo contagiosa eingewiesenen Kinder nephritische Symptome nachweisen lassen. In solchen Fällen ist natürlich durch parenterale Penicillininjektionen die schnellste Beseitigung der Erreger anzustreben.

Eine mit Sulfonamiden kombinierte Salbenbehandlung gegen Impetigo führte BURCKHARDT durch. Er erzielte in 4—5 Tagen Abheilung bei nur unbedeutenden Komplikationen. Da aber bereits angeführte Autoren eine gleich kurze Behandlungszeit nach reiner Penicillinanwendung fanden — so auch FERLAINO, der durchschnittlich 3—7 Tage zur Abheilung benötigte — geben wir der sulfonamidfreien Penicillinsalbe den Vorzug, um das Auftreten von Unverträglichkeitsreaktionen so niedrig wie möglich zu halten. In jüngster Gegenwart sind wir aber dazu übergegangen, eben weil wir gelegentlich Unverträglichkeitsreaktionen beobachtet haben, Penicillinsalbe nur noch dann anzuwenden, wenn wir mit den sonst bewährten Methoden der antibakteriellen Therapie nicht zum Erfolg kommen. MÜLHENS verwendete 500 bis 800 iE als Tylosegel und konnte seine Impetigoerkrankungen mit ausgezeichneten Resultaten zur Abheilung bringen. Ebenfalls im günstigen Sinne berichten HAGERMAN, SIMON und HENOCQ, TOBIAS und GREENHOUSE sowie HOPKINS. Obwohl aber letzterer 10000—100000 iE/g

Salbe verwendete, nahm auch bei ihm die Heilungszeit 6—7 Tage in Anspruch. Wie von zahlreichen Autoren hervorgehoben, dürfte heute die geeignetste Konzentration wohl zwischen 500—1000 iE Penicillin je Gramm Trägersubstanz liegen. Nach Absetzen des Antibioticums ergaben sich in 28% der Fälle Rezidive. Die Wichtigkeit einer etwas über die eigentliche Abheilungszeit hinausgehenden Nachbehandlung wird dadurch demonstriert. Bemerkenswert ist, daß MIESCHER diese Dermatose nur als bedingte Indikation für eine Penicillinanwendung betrachtet.

Immerhin sind die Erfolge dieser Zusammenfassung doch ziemlich eindeutig, so daß ein Zweifel an dem grundsätzlichen Werte der Penicillinbehandlung der Impetigo contagiosa schwerlich möglich sein dürfte.

Karbunkel.

Nach den guten Ergebnissen bei der Behandlung der Furunkulose mit Penicillin konnte auch bei dieser ernsteren Erkrankung ein Erfolg erwartet werden. HUDSON und Mitarbeiter heilten 35 Fälle, die zum Teil durch eine Zellgewebsentzündung kompliziert waren, durch parenterale Injektionen allein oder auch in Kombination mit lokalen Penicillinsalben in durchschnittlich 5 Tagen. COHEN und PFAFF verabreichten das Antibioticum lokal in den Krater eines Karbunkels und erzielten befriedigende Resultate. Nach nur örtlicher Penicillinsalbe (1000 iE/g) blieb WRIGHT und GROSS in 2 Fällen der Erfolg versagt. Die Ergebnisse sind also hier analog den Behandlungserfolgen bei der Furunkulose. REQUE will aber nach intramuskulärer Penicillintherapie noch bessere Resultate bei Karbunkeln als bei Furunkeln beobachtet haben. Eingehender mit der antibiotischen Behandlung der Karbunkel beschäftigt sich HRDLICKA. Nach seinen Erfahrungen empfiehlt es sich, kleinere Karbunkel zu umspritzen, während bei größeren eine intramuskuläre Penicillintherapie angezeigt sei. Bei drohender Sepsis wird sogar intravenös injiziert, da auf diese Weise, wenn auch nur vorübergehend, ein hoher Penicillinblutspiegel erreicht wird. Durch die Einführung des Penicillins in die Therapie hält der Verfasser eine ambulante Durchführung der Karbunkelbehandlung für möglich. Ein Vergleich der Heilungszeit der Vorpenicillinära mit der jetzigen ergibt, daß jetzt nur noch $^1/_3$ der früher benötigten Tage erforderlich ist. Nach seinem Verfahren konnten 30 Patienten zwischen 3 und 12 Tagen geheilt werden. Weitere erfolgreiche Behandlungen teilen auch KIRALY, WHEATLEY, LOUBEJAC und ZITO, CUILLERET sowie MIESCHER mit. Die bei der Therapie der Furunkel beschriebene Infiltrationsmethode wenden NIEMAND sowie INUI erfolgreich an.

Auch unsere Erfahrungen bestätigen den ausgezeichneten Erfolg der Penicillinapplikation bei Karbunkeln: Sie ist für uns zur Methode der Wahl geworden. Wir verabreichen an 5—6 aufeinanderfolgenden Tagen 2mal täglich je 300000 iE Depotpenicillin. Im allgemeinen erzielt man mit dieser Behandlung eine schlagartige Besserung des Allgemeinbefindens. Das Fieber fällt ab, der entzündliche Wall um den Karbunkel blaßt ab, und der Eiter wird dünnflüssig. Auf geringen Druck entleert er sich aus zahlreichen Ostien; meist ist sogar eine stationäre Behandlung überflüssig.

Leishmaniosis cutis.

Die durch Leishmania tropica hervorgerufene Affektion, die sowohl im ersten wie im zweiten Weltkriege bei unseren in den Mittelmeerländern kämpfenden Truppen vorkam, wurde von mehreren Untersuchern versuchsweise mit Penicillin behandelt. Snow verabreichte rund 600000 iE, ohne daß er eine Beeinflussung feststellte. Vilanova sowie Ribeiro und Sampaio konnten ebenfalls keine Wirksamkeit finden. Piers beschrieb Schleimhautveränderungen bei Leishmaniosis in Kenya und die Ergebnisse ihrer Behandlung mit Penicillin. Zwar vermochte er nach 4 Wochen die Erscheinungen zum Abklingen zu bringen, da er aber die insgesamt verabreichte Dosis von 4000000 iE mit intravenösen Uracetibamingaben kombinierte, läßt sich über den Wert des Antibioticums im vorliegenden Fall schwerlich etwas Sicheres aussagen. Nur Constantini will einen Fall schnell nach 600000 iE in 4 Tagen geheilt haben.

In Ankara hatten wir Gelegenheit, die Beobachtungen von Lütfü, Tat nachzuprüfen: Er hatte durch intraläsionale Behandlung der Orientbeule mit Penicillin eine Abheilung beobachtet. Wir hatten daraufhin eine Reihe von Beulen mit Penicillinlösung behandelt, indem wir das Antibioticum sowohl in die zentralen Partien als auch in ihre Umgebung injizierten, ohne jedoch jemals einen Erfolg zu erzielen. Hingegen erwies sich das Penicillin aber als günstig in allen jenen Fällen einer Orientbeule, in denen es zur sekundären Besiedelung mit penicillinempfindlichen Erregern gekommen war. Bekanntlich führt diese sekundäre Ansiedelung vielfach zur Vergrößerung der Beulen. In einzelnen Fällen hat man fast den Eindruck, daß aus der Orientbeule chronische Pyodermien entstanden sind. Bei einer solchen Entwicklung können die Beulen dann oft statt der spontanen Abheilung in einem Jahr (daher der Name Jahresbeule!) eine Reihe von Jahren (bis zu 10 und 15 Jahren!) bestehen bleiben. Führt man nun die Penicillinbehandlung durch, indem man gleichzeitig äußerlich Penicillinsalbe aufträgt und intramuskulär an 5—6 aufeinanderfolgenden Tagen je 300000 iE Depotpenicillin verabreicht, so sieht man nicht selten eine erstaunlich rasche Rückbildung dieser sekundären Pyodermisation. Es ist dann dem Organismus leichter möglich, auch den ursächlichen Erreger der Beule zu überwinden und die Affektion zur Abheilung zu bringen.

Lepra.

Erstmalig wurde Penicillin bei dieser Krankheit von FAGET und POGGE versucht. Obwohl im Einzelfall bei Patienten mit lepromatöser Lepra bis zu 3 640 000 iE parenteral gegeben wurden, blieb der erwünschte Erfolg aus. MOM und BERNAL gaben 21—53 Tage lang zwischen 1 050 000 bis 2 550 000 iE, konnten jedoch keinen Einfluß auf das Mycobacterium leprae beobachten. Auch MONACELLI und SCALA veröffentlichten das Ergebnis ihrer Behandlung in einem Fall. Diese Autoren kamen gleichfalls zu keinen anderen Schlußfolgerungen. BRENES IBARRA und ROMERO heben indessen hervor, daß bei der Prüfung verschiedenster Medikamente zur Behandlung der lepromatösen Reaktionen, Penicillin immerhin einen günstigen Effekt auf das polymorphe Erythem ausgeübt habe. Da dem Rohpenicillin noch besondere therapeutische Eigenschaften zukommen sollen, verwendete LANDAU 6 Monate lang das ungereinigte Präparat, ohne daß er jedoch nach insgesamt 3 500 000 iE mehr als eine Abheilung einiger Ulcera sowie Rückgang und Abflachung einzelner Knoten feststellte. Die meisten Untersucher wollen zwar eine scheinbare Besserung bemerkt haben, führen diese jedoch in richtiger Beurteilung der Vorgänge auf die günstige Beeinflussung der sekundären Infektion zurück.

Die gleichen Erfahrungen machte MARCHIONINI bei einer größeren Zahl von Leprafällen in der Türkei, denn zweifellos ist die Beseitigung solcher sekundären Infektionen von einem gewissen Vorteil, sowohl für den objektiven Zustand wie für das subjektive Befinden der Leprakranken.

Lichen ruber planus.

Die Behandlung dieser Dermatose wurde von FRANKS, DOBES und ROMANO durch intramuskuläre Injektionen von 1 000 000 iE Penicillin vorgenommen, ohne jedoch eine Besserung festzustellen. Im Gegensatz zu diesen Angaben stehen Ergebnisse, die nach einer mündlichen Mitteilung von MARCHIONINI an der Hautklinik Stockholm beobachtet werden konnten. Dort fand man nach parenteraler Penicillinapplikation eine bemerkenswert günstige Beeinflussung dieser Hautkrankheit in Fällen, die bis dahin den üblichen Behandlungsmethoden getrotzt hatten. Eingehend über die Behandlung des *Lichen ruber verrucosus* in Kombination mit Nicotinsäureamid berichten FERREIRA-MARQUES und NICO VANUDEN (16 Fälle). Nach den Erfahrungen dieser Autoren hat sich folgendes Behandlungsschema bewährt: 3stündliche Injektion von Natriumpenicillin G bis zu insgesamt 3 500 000 iE. Die erste

Injektion beträgt 50000 iE, die zweite 75000, die dritte 100000, die vierte und alle folgenden je 150000 iE. Gleichzeitig werden bei jeder Injektion 0,2 g Nicotinsäureamid per os verabreicht. Sobald die Penicillinkur abgeschlossen ist, wird mit einer 5mal täglichen Gabe (im Abstand von je 3 Std) von 0,3 g Nicotinsäureamid fortgefahren. Nach 2 Tagen Erhöhung dieser Dosis auf 0,4 g, nach weiteren 3 Tagen auf 0,5 g. Diese Menge wird so lange beibehalten, bis jeder Juckreiz verschwunden ist. Nach den Angaben der Verfasser bilden sich die hyperkeratotischen Veränderungen bald zurück, wofür sie das Penicillin verantwortlich machen, während Juckreiz, Ermüdbarkeit und Reizbarkeit durch das Nicotinsäureamid eine günstige Beeinflussung erfahren sollen. Zur Vermeidung von Rezidiven schlagen sie eine Erhöhung der Gesamtpenicillindosis auf 6000000 iE vor.

Lupus erythematodes discoides (et disseminatus)[1].

Über die Ätiologie dieser Dermatose konnte bisher noch kein klares Bild gewonnen werden. Einigen Untersuchern gelang es, Streptokokken aus dem Blute von Lupus erythematodes disseminatus-Patienten zu isolieren, die O'LEARY u. a. von ursächlicher Bedeutung halten. STRAKOSCH behandelte einen solchen Fall mit 4stundlichen Penicillingaben (20000 iE, insgesamt 2000000 iE) und sah nach 5 Tagen Abklingen des Juckreizes sowie Rückbildung aller Läsionen. Die kurze Nachbeobachtungszeit von 4 Wochen, in der der Patient erscheinungsfrei blieb, dürfte für die endgültige Beurteilung allerdings ungenügend sein. MORRIS beschrieb ebenfalls einen akuten Fall, den er mit 1800000 iE Penicillin neben Leberextrakten, Sulfonamiden und Vitamin C- und D-Gaben zur Remission brachte. Der Verfasser hebt den schnellen Rückgang der Toxämie hervor und verweist dabei besonders auf den Wert hoher Penicillindosen. Selbst nach 6000000 iE sah aber WILDE nur eine vorübergehende Besserung. Anwendung höchster Dosen empfehlen ROTHMAN und FELSHER, die bei subakuten und akuten Formen des Lupus erythematodes disseminatus bei niedriger Dosierung von 2400000 iE in 8 Tagen keine Wirkung bemerkten, wohl aber nach täglicher Verabreichung von 8000000 iE in 3 Tagen. Erfolgreiche Behandlungen akuter Lupus erythematodes-Fälle teilen auch TAPPEINER sowie ROST mit. Letzterer konnte nach 3000000 iE einen Fall ausheilen. Bei den chronischen discoiden Formen habe er jedoch keine Beeinflussung gefunden, ebensowenig wie KALKOFF oder KEINING. STONE indessen stellte in einigen chronischen Fällen Besserung fest. Auch REQUE spricht von „befriedigenden" Ergebnissen. FRANKS,

---

[1] Im allgemeinen hat sich im deutschsprachigen Schrifttum in den letzten Jahren nach dem Vorschlage von ROST der Name *Erythematodes* eingebürgert.

DOBES und ROMANO sahen nach 1000000 iE keine Veränderungen der krankhaften Erscheinungen, desgleichen GOLDMAN und Mitarbeiter, die aber das Penicillin nur lokal verabfolgten, und HELLIER bezeichnet die Ergebnisse der antibiotischen Behandlung des Lupus erythematodes in den Fällen, in denen eine Focalinfektion angenommen werden muß, als enttäuschend. Weitere negative Stimmen kommen von BARWASSER, HERRELL, NICHOLS und HEILMAN, MONTGOMERY und McCREIGHT. LIAN, SIGUIER und SARRAZIN veröffentlichen den Fall einer malignen Lupoerythematovisceritis (Libman-Sacks-Syndrom). 22 Mill. iE Penicillin wurden insgesamt verabreicht, ohne daß der letale Ausgang verhindert werden konnte.

Schließlich sei noch der von DITTRICH mitgeteilte Fall eines Lupus erythematodes mit Lungen- und Herzbefund (Libman-Sacks-Syndrom) angeführt. Es handelte sich um eine 28jährige Frau, die nach Sonnenbestrahlung zunächst unter febril-subfebrilen Temperaturen eine Aussaat kleiner Herde im Gesicht bekam. Bald machte sich ein Lungenbefund im Obergeschoß bemerkbar, der auf Penicillin bei einer Gesamtdosis von 2600000 iE gut ansprach. Ferner bestand ein Myokardschaden. Obwohl nach Applikation des Antibioticums die Hauterscheinungen fast abgeklungen waren, deutete die weiterhin nachweisbare hohe Blutkörperchensenkungsgeschwindigkeit auf die Fortdauer des septischen Prozesses. Infolge eintretender Kreislaufschwäche kam die Patientin dann ad exitum.

In einer kritischen Betrachtung über den Erythematodes und seiner Pathogenese setzt sich LÖHE auch eingehend mit der Penicillinbehandlung dieser Affektion auseinander. Er hatte Gelegenheit, bisher 24 Fälle, davon 1 Fall von Erythematodes pemphigoides (SENEAR USHER) und 1 Fall von Erythematodes chronicus cum exacerbatione mit Penicillinmengen zu behandeln, die zwischen 3 und 12 Mill. iE im Einzelfall lagen. Nach seinen Erfahrungen sprechen die ganz frischen Herde zunächst günstig an, gewinnen jedoch bald nach dem Absetzen des Antibioticums wieder ihr altes Aussehen zurück. Ältere Herde ließen indessen selbst nach 12 Mill. iE keine Änderung erkennen. Dieses Versagen des Penicillins bei den chronischen Formen wird von dem Autor auf die Annahme zurückgeführt, daß in jenen Fällen der Anteil der streptogenen Fokalinfektion nicht von ausschlaggebender Bedeutung sei, im Gegensatz zu den akuten Formen, deren auch nach der Literatur günstigere Beeinflussung für eine im Vordergrund stehende schleichende fokaltoxische Sepsis spräche.

An der Universitäts-Hautklinik Hamburg haben wir bisher 9 Patientinnen mit Penicillin behandelt, einschließlich eines akuten Erythematodesfalles, den wir trotz eintretender Besserung nach 2000000 iE Penicillin an akuter Kreislaufschwäche verloren.

Bei der 33jährigen L. C. bestanden die typischen Veränderungen im Gesicht seit 9 Jahren (Abb. 13). Bismogenol, Nicobion, Vigantol waren bereits vergeblich

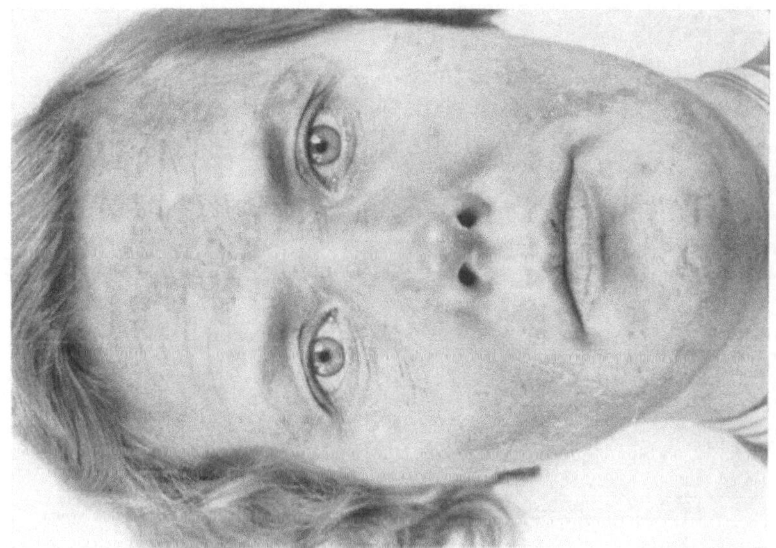

Abb. 14. Der gleiche Fall wie Abb. 13 nach Penicillinbehandlung.

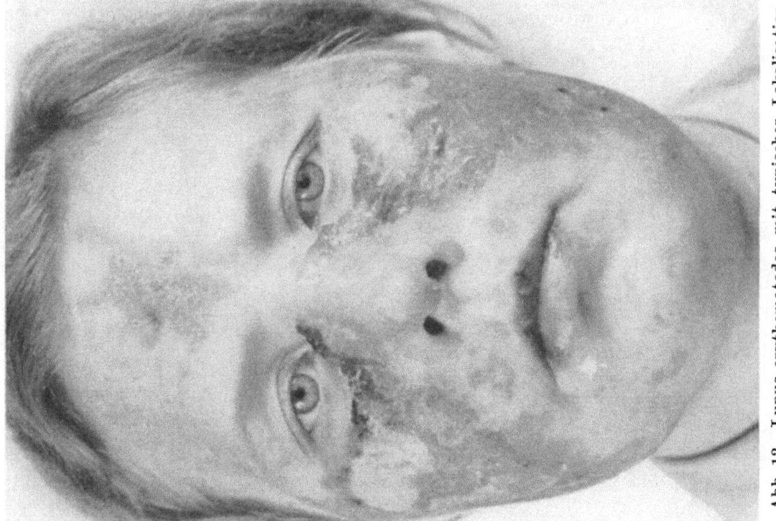

Abb. 13. Lupus erythematodes mit typischer Lokalisation vor Penicillinapplikation.

versucht worden. Während der Durchführung einer Goldkur Auftreten neuer Herde mit begleitender universeller, fieberhafter Dermatitis. Unter Penicillingaben, 3stündlich zu je 30000 iE verabreicht, gingen nach insgesamt 1000000 iE alle Erythematodesherde bis auf einen etwa münzengroßen Rest an der li. Wange rasch zurück (Abb. 14). Letzterer wurde mit Kohlensäureschnee nachbehandelt. Ein Rezidiv trat erst nach 8 Monaten auf.

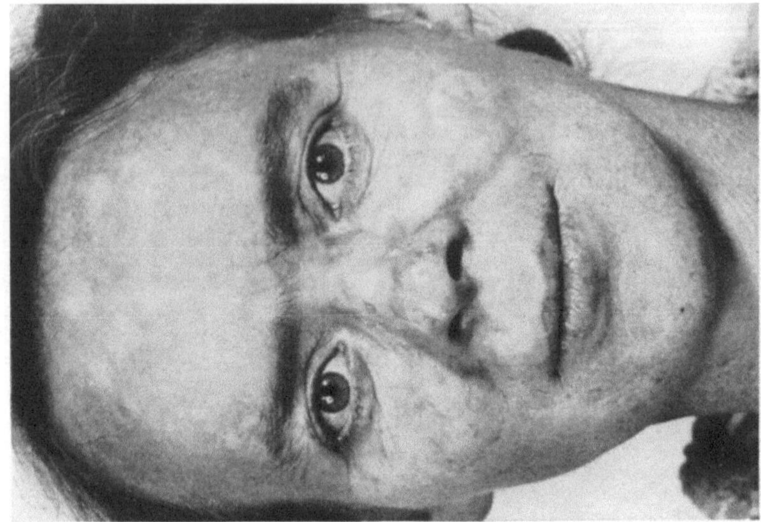

Abb. 16. Der gleiche Fall wie Abb. 15 nach der Penicillinfieberkur.

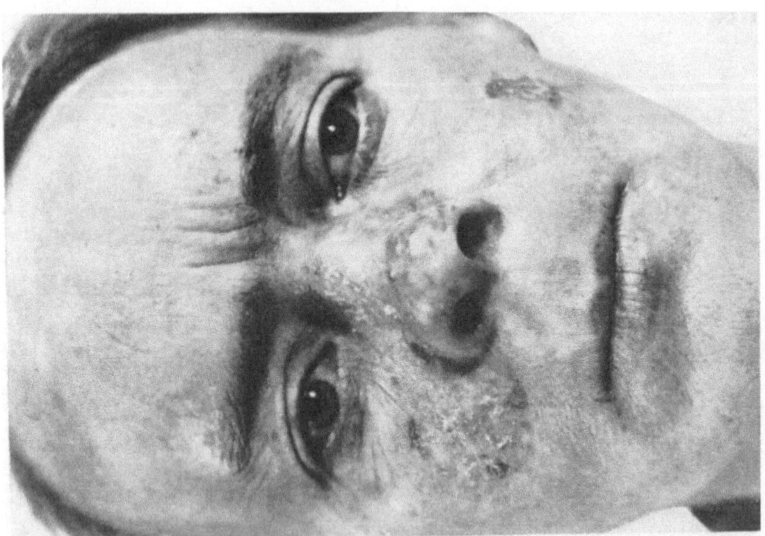

Abb. 15. Lupus erythematodes mit typischer Lokalisation vor der Penicillinfieberkur.

Die 49jährige A. W. leidet seit 20 Jahren an der vorstehenden Dermatose. Befallen ist das Gesicht. Bismogenolkuren, Nicotinsäureamid, Kohlensäureschnee allein oder in Kombination mit Wismut führten stets zu einem vorübergehenden Erfolg. Im Anschluß an eine kombinierte Arsen-Wismutkur Auftreten eines Salvarsanexanthems. Nach insgesamt 6000000 iE Penicillin, 3stündlich zu je

30000 iE injiziert, wesentliche Besserung der krankhaften Hautveränderungen. Nur noch vereinzelte hyperkeratotische Restherde in den Randgebieten der alten Efflorescenzen. Verschlimmerung nach 3 Monaten.

1948 zeigten sich erstmalig bei der 71jährigen F. K. Erythematodesherde im Gesicht. Schwinden der Erscheinungen nach einer Bismogenolkur. Januar 1949 Rezidiv. Nach 6000000 iE Penicillin fast vollkommene Abheilung bis auf einen Restherd auf der re. Wange. Die Pat. stellte sich dann nicht wieder bei uns vor.

Bei einer weiteren Patientin mußten wir nach 6000000 iE einen Versager feststellen.

Die offenbar günstige Auswirkung der fieberhaften Dermatitis im Fall L. C. veranlaßte nun J. HOLTSCHMIDT an unserer Klinik, weitere zur Beobachtung kommende chronische Erythematodesfälle kombiniert mit künstlichem Fieber (Pyrifer, Typhusvaccine) und Penicillin zu behandeln. Bisher konnten auf diese Weise 5 Patienten gebessert werden, von denen aber bisher nach einer Nachbeobachtungszeit von 4 Monaten nur 1 Fall rezidivfrei blieb. Der folgende Fall kann als Beispiel für die übrigen mit Fieber und Penicillin behandelten Patienten gelten.

M. N., 43 Jahre alt, früher nie ernstlich krank gewesen. 1937 Schmerzen im re. Schultergelenk, Halsdrüsenschwellungen. 1030 Lymphadenitis und 1942 Arthritis als Morbus Koch erkannt. 1943—1945 Heilstättenbehandlung. Dort erstmaliges Auftreten von Erythematodesherden des Gesichtes. Nach Bismogenol, Kohlensäureschnee, Sulfonamidpinselungen, Gold, Vigantol immer nur vorübergehende Erfolge. Befund 1945—1949 unverändert (Abb. 15). September bis Oktober 1949 Penicillinfieberkur. Insgesamt wurden 6000000 iE verabreicht. Bei der Entlassung völlig erscheinungsfrei (Abb. 16). Nach 8 Wochen Auftreten einzelner Rezidivherde an der Nase und auf den Wangen.

Auf eine an unserer Klinik von SPIER beobachtete Nebenerscheinung muß hier noch verwiesen werden, die er bei einem unter Penicillinbehandlung stehenden Erythematodespatienten bei zusätzlicher Kohlensäureschneevereisung eines Herdes machte. Nach nur 15 sec langem Kontakt stellte er eine bei alleiniger Kohlensäureschneebehandlung bisher von ihm noch nicht beobachtete heftige, blasig-hämorrhagische Reaktion fest. Auch dies weist auf eine offensichtlich bestehende erhöhte Entzündungsbereitschaft der Haut unter dem Penicillineinfluß hin. Zusätzliche Kohlensäureschneebehandlungen sind daher während der Dauer einer Penicillinkur zu vermeiden.

Unsere Ergebnisse stimmen also im allgemeinen mit den Erfahrungen anderer Autoren überein: Nämlich günstige Beeinflussung relativ junger Stadien, schlechtere oder keine in alten Fällen. Wenn demnach auch bei der vorstehenden Erkrankung ein Erfolg nicht grundsätzlich erwartet werden darf, so ist die versuchsweise Behandlung doch durchaus indiziert, da insbesondere bei der lebensbedrohenden akuten Form jedes Mittel angebracht erscheinen muß, das uns auch nur eine geringe Aussicht auf Erfolg verspricht. Der wesentliche Vorteil der intramuskulären Penicillintherapie wäre ja vor allem auch die Tatsache, mit ihr einen zusätzlichen Schaden kaum anrichten zu können. Ob darüber hinaus die Kombination mit künstlichem Fieber einen Fortschritt bedeutet, muß die weitere Prüfung an einem noch größeren Krankengut erweisen.

Lymphadenosis cutis benigna.

BIANCHI veröffentlicht die Penicillinbehandlungsergebnisse von 6 Lymphocytomfällen. Zu dieser Therapie hatten die guten Resultate bei der Verwendung des Penicillins gegen die Akrodermatitis chronica atrophicans Herxheimer angeregt, bei der sich ja ebenfalls lymphadenoide Prozesse abspielen. Nach Applikation von 2 000 000 iE bei kleinen Kindern, von Mengen bis zu 12 000 000 iE bei Erwachsenen (tägl. 300 000—600 000 iE Procainpenicillin) konnte in allen 6 Fällen ein beachtenswerter Erfolg erzielt werden. Etwa 48 Std nach der 1. Injektion zeigte sich eine Abblassung, und nach weiteren 2 Tagen begannen die Knötchen zu erweichen. Bis zur vollständigen Rückbildung waren einige Wochen erforderlich. Die verabreichten Penicillindosen waren relativ groß. Es wird daher angenommen, daß es möglich sei, auch schon mit kleineren Mengen ein positives Ergebnis zu erzielen. Wenn man, von dem Erfolg der Penicillintherapie ausgehend, zur Ätiologie der Lymphocytome Stellung nehmen wollte, würde sich der Verfasser auf Grund des entzündlichen Charakters der cellulären Infiltration und der guten Reaktion auf das Antibioticum zugunsten einer infektiösen Genese dieses Krankheitsbildes aussprechen.

Molluscum contagiosum.

2 Fälle wurden von WRIGHT und GROSS probeweise mit Penicillinsalbe behandelt, ohne daß sie eine Änderung des Krankheitsbildes feststellen konnten. Nach unseren Erfahrungen ist bei der nicht seltenen sekundären Besiedelung mit penicillinempfindlichen Keimen die Anwendung einer Penicillinsalbe von Vorteil. Selbstverständlich wird das Virus des Molluscum contagiosum nicht beeinflußt.

Mykosen.

Es hat sich gezeigt, daß Penicillin auf die Dermatomyceten im engeren Sinne weder fungizide noch fungistatische Wirkungen auszuüben vermag. Eine durch Abtötung der Pilze erfolgende Heilung der *Dermatomykosen* kann daher auch nicht erwartet werden. Die durch WRIGHT und GROSS *(Epidermophytia pedum)*, TAYLOR und HUGHES *(Epidermophytia inguinalis)*, FRANKS, DOBES und ROMANO *(Favus, Trichophytia)* u. a. versuchte Penicillinanwendung blieb daher auch erfolglos. Da aber die durch Dermatomyceten hervorgerufenen Hautveränderungen gleichzeitig einen geeigneten Nährboden für pathogene

Bakterien abgeben, schließt sich die Frage an, inwieweit eine begleitende bakterielle Infektion günstig durch Penicillin beeinflußt zu werden vermag. HELLIER hebt eine solche positive Wirkung bei tieferen Infektionen hervor, insbesondere dann, wenn sich Lymphangitiden hinzugesellt haben. Da auch Kerionbildungen sicherlich durch den Hinzutritt pathogener Bakterien intensiviert werden, ist die Mitteilung von BARWASSER verständlich, diese besondere mykotische Reaktionsform der Penicillintherapie für zugänglich zu erklären. HOPKINS behandelte Epidermophytien mit Penicillinsalbe und sah bei der Mehrzahl seiner Kranken einen guten Erfolg. Von 264 sekundär infizierten Fällen konnten die Entzündungserscheinungen zu 82% in durchschnittlich 4 Tagen zum Abklingen gebracht werden. Dabei fand er in der Nachbeobachtungszeit nur 14% Rezidive. Eine Kombination mit Abkühlung der Krankheitsherde vermittels Eis führten GILBERT, CALL und ROSE durch. Als Resultat ihrer Methode heben sie besonders die Verkürzung des stationären Aufenthaltes hervor. Von sehr befriedigenden Ergebnissen sprechen COHEN und PFAFF, sowohl nach örtlicher Anwendung wie nach intramuskulärer Verabreichung, und GOLDMAN, SUSKIND und FRIEND bezeichnen die Erfolge bei sekundär infizierten Dermatomykosen sogar als ausgezeichnet. Geeignet zur Therapie sind auch feuchte Penicillinumschläge, die aber nach HOFFMANN in manchen Fällen Kontaktdermatitiden auslösen. Um dies zu vermeiden, empfiehlt SIGEL, 4mal täglich 25000 iE parenteral 3—4 Tage zu verabreichen.

Die engen Beziehungen zwischen dem von einem Schimmelpilz gebildeten Penicillin und den von den Dermatomyceten erzeugten Toxinen, auf die wir ja im Kapitel der Penicillinnebenerscheinungen bereits hinwiesen, können, wie betont, in geeigneten Fällen bei Penicillinanwendung zur Aktivierung latenter und akuter *Trichophytieinfektionen* führen, wie sie in 5 Fällen auch von SCHNURMAN beschrieben wurde. Wir haben an der Universitäts-Hautklinik Hamburg ganz ähnliche Erfahrungen gemacht und sind jetzt wegen der Gefahr dieser als „Gruppensensibilisierung" bekannten unerwünschten Exacerbationen dazu übergegangen, von einer Penicillinbehandlung sekundär infizierter Dermatomykosen im allgemeinen abzusehen. CORMIA und ALSEVER betonen ebenfalls, daß Penicillin unter Umständen bei sekundär infizierten Dermatomykosen Verschlimmerungen auslöst, aus verständlichen Gründen selbst dann, wenn die in den Krankheitsherden anwesenden Bakterien penicillinunempfindlich sind.

Von besonderem Interesse sind die Veröffentlichungen von ALECHINSKY sowie von MORIAME, die mit Penicillinsalben, zum Teil kombiniert mit Histamin, *Kopfhaarmikrosporien* heilten. MORIAME berichtet über seine einjährigen Erfahrungen mit dieser Behandlungsform. Die Salbengrundlage bestand aus Lanolin 70,0, Oleum Arachid. 20,0 und Aqua dest. 10,0. Sie enthielt bis zu 400000 iE/g Penicillin. Zur Behandlung wurde der Kopf kahlgeschoren und jeden Tag kräftig gewaschen. Anschließend erfolgte Auftragung der Salbe im erkrankten Gebiet, die man so lange einmassierte, bis Rötung auftrat. Auf diese Weise konnten 30 von insgesamt 40 Kindern von ihrer Infektion befreit werden. Unseres Erachtens dürfte es sich aber nicht um eine spezifische Penicillinwirkung handeln, sondern der Erfolg muß auf die gründlichen Reinigungsmaßnahmen sowie auf die intensiven täglichen Massagen zurückgeführt werden, die eine Herauslösung aller kranken Haare bewirkten. Damit aber mußte die Infektion erlöschen. Auch die Art des Erregers (animaler Typ?) mag hier noch für den Erfolg wesentlich gewesen sein.

Bei *Soorpilzerkrankungen* wurde Penicillin von WRIGHT und GROSS therapeutisch versucht, ohne daß sie eine Besserung verzeichnen konnten, im Gegensatz zu COHEN und PFAFF, bei denen es sich aber wohl auch nur um die Beeinflussung einer sekundären Infektion gehandelt haben dürfte. WRIGHT und GROSS beobachteten bei der Hälfte ihrer Kranken sogar eine Verschlimmerung nach Penicillin. HOBBY, MEYER und CHAFFER gelang es, eine Penicillinempfindlichkeit gewisser pathogener Cryptokokkenstämme (Torula histolytica = Cryptococcus neoformans) zu demonstrieren, die wahrscheinlich auf die Gegenwart einer Antitorulasubstanz im Kulturfiltrat des Penicillium notatum zurückgeführt werden muß. HAMILTON und THOMPSON bemühten sich daher, einen an *Torulosis* erkrankten 6jährigen Jungen mit täglich 100000 iE Penicillin (insgesamt 1740000 iE) zu heilen. Zwar ließ sich kulturell eine Abnahme der Erreger im Liquor feststellen, klinisch trat jedoch keine Besserung ein. Die von KLIGMAN und WEIDMAN geprüften Cryptokokkenstämme zeigten indessen nach Einwirkung von Rohpenicillin, Penicillin G und Penicillin K keine Hemmung ihres Wachstums.

Bei *Hautblastomykose* (Typus Gilchrist) versagte nach CURTIS und NETHERTON, SAYER sowie FRANKS und TAYLOR Penicillin ebenfalls. In vitro-Versuche von KEENEY, AJELLO und LANKFORD ließen eine Beeinflussung des Erregers (Blastomyces dermatitidis) durch Penicillin ebenfalls vermissen. Nur BENEDEK beschrieb 1949 erstmalig einen Fall einer seit 3 Jahren an einer ausgedehnten GILCHRISTschen Blastomykose leidenden 55jährigen Frau, die nach täglich 600000 iE, bei einer Gesamtdosis von 9600000 iE, in kürzester Zeit vollständig geheilt werden konnte. Die Diagnose war zuvor durch den Nachweis des Erregers bestätigt worden. In einer Nachbeobachtungszeit von 9 Monaten kam es zu keinem Rezidiv.

PHILLIPS und BARITELL u. a. konnten weder mit Sulfonamiden noch mit Penicillin eine *Sporotrichose* zum Stillstand bringen. Selbst jene in gegebenen Fällen den Actinomycespilzen nahestehenden Erreger, die das Krankheitsbild des Madurafußes hervorrufen können, zeigten in

in einem *Mycetoma pedis*-Fall keine Beeinflussung durch Penicillin
(Dostrovsky und Sagher). Im amerikanischen Schrifttum liegen genügend Hinweise vor, daß das Antibioticum auch bei der in den süd-
lichen Staaten der USA. verbreiteten *Coccidioidomykose* keine Heilung
bewirkt. Einen solchen vergeblich mit hohen Penicillindosen behandelten
Fall beschrieben Arnold und Levy. Auch die Mitteilung von Michael
und McLaughlin bestätigt diese Erfahrungen. Während des 2. Weltkrieges hatte der eine von uns Gelegenheit (Götz), in Arizona zahlreiche
primäre Coccidioidomykosisfälle zu beobachten und mit Penicillin zu
behandeln. Eine direkte Beeinflussung des Erregers konnte in keinem
Fall erzielt werden.

Zusammenfassend ist festzustellen, daß nach den bisherigen inter-
nationalen Erfahrungen der Penicillintherapie bei den geschilderten
Pilzerkrankungen der Erfolg mit einer Ausnahme (Benedek) versagt
blieb. Günstige Auswirkungen machten sich nur hinsichtlich einer
sekundären bakteriellen Infektion bemerkbar, sofern es sich um penicillinempfindliche Keime handelte.

Weit besser liegen die Verhältnisse jedoch auf dem Gebiet der
Aktinomykosebekämpfung. Garrod untersuchte die Empfindlichkeit von
5 Actinomyces bovis-Stämmen und verglich mit einem Teststaphylococcus (Oxford). Er fand, daß 2 Actinomycesstämme den gleichen
Empfindlichkeitsgrad wie der Teststaphylococcus aufwiesen, der dritte
Stamm hingegen 4mal und der vierte Stamm 8mal unempfindlicher
waren. Der fünfte Stamm wuchs sogar noch, wenn auch atypisch, bei
einer Penicillinkonzentration, die das 15fache der Hemmkonzentration
des Teststaphylococcus ausmachte. Daraus folgt eine wechselnde
Empfindlichkeit verschiedener Actinomycesstämme, die auch von anderen Autoren bestätigt wurde (Dobson und Cutting, Borota u. a.).
Hamilton und Kirkpatrick berichten über erfolgreiche Verwendung
von Penicillin, das bei der vorliegenden Erkrankung natürlich immer
über den Blutweg an den eigentlichen Herd herangebracht werden muß,
in 2 Fällen einer cerficofacialen Aktinomykose. Insgesamt gaben sie
5 200 000 bzw. 5 800 000 iE. Mit Recht weisen sie auf die Bedeutung des
Alters der Erkrankung für den Heilerfolg hin. Ein Charakteristicum
aktinomykotischer Gewebsveränderungen ist die Bildung fibröser und
granulomatöser Gewebsmassen, die natürlich mit zunehmendem Alter
immer gefäßärmer werden. Damit aber nimmt die Durchsetzung des
Krankheitsherdes mit Penicillin ab, und die Heilungsaussicht wird entsprechend vermindert. Wenn auch Hendrickson und Lehmann bei
Penicillinanwendung ausdrücklich auf den Verzicht zusätzlicher chir-
urgischer Maßnahmen hinweisen, so wird man doch in geeigneten Fällen
durch chirurgische Entfernung alten fibrösen Gewebes die Heilungs-
aussichten entsprechend steigern können. Wesentlich für den endgültigen

Beurteilungserfolg ist eine genügend lange Nachbeobachtungszeit, die nach Dobson und Cutting mindestens 18 Monate betragen soll. 3 Fälle konnten von ihnen geheilt bzw. zum Stillstand gebracht werden (durchschnittliche Gesamtdosis nur 500000 iE Penicillin). Manche Actinomyceserkrankungen (Nocardia-Erreger) scheinen noch

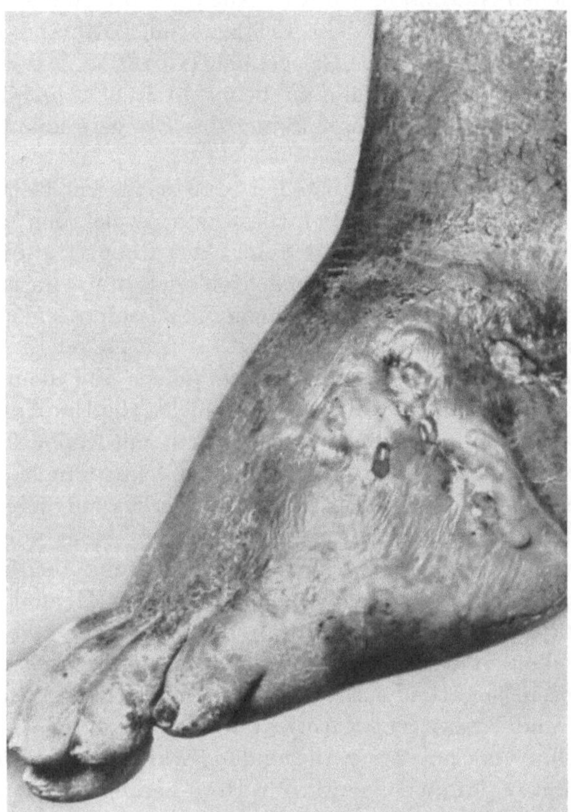

Abb. 17. Aktinomykose, unbehandelt. Durch intrafokale und intramuskuläre Penicillin-behandlung, kombiniert mit Röntgenbestrahlungen, geheilt.

besser auf Sulfonamide zu reagieren, weshalb Lyons mit diesem Chemotherapeuticum kombiniert. Er schlägt vor, die Therapie mit hohen Penicillindosen einzuleiten, etwa 50000 — 100000 iE 3stündlich 10—14 Tage lang zu geben. Zusätzlich werden täglich 4 g Sulfonamide oral verabreicht, bis alle Fisteln verheilt sind. Bei Verwendung von Depotpenicillin vereinfacht sich natürlich die Behandlung entsprechend. Gerber, Shwartzman und Baehr empfehlen bei hochresistenten Actinomycesstämmen Penicillin in wenigen, massiven Dosen zu applizieren, um einen hohen Blutspiegel zu erreichen. Vor allem seien lokale

Injektionen in den Krankheitsherd sehr förderlich. Nach Verabfolgung von insgesamt 4—10 Mill. iE Penicillin sahen SZODORAY und BOROTA gute Beeinflussung in 10 Fällen, ebenso FÖLDVARI bei 11 Kranken, die zwischen 2,8 bis 8 Mill. iE erhalten hatten. Letzterer betont, daß besonders Aktinomykoserezidive auf Penicillin immer günstig reagierten. KEMPER stellte nach 10 Mill. iE bei einer Strahlenpilzerkrankung der linken Wange baldiges Sistieren der eitrigen Sekretion sowie schnellen Rückgang des Tumors fest. Weitere günstige Ergebnisse, sowohl bei lokalisierten wie bei generalisierten Aktinomykosen, beschrieben REQUE, CARRILLO und CASTANE DECOUD; ferner BOWYER, der bei einem gewöhnlich letal endenden sekundären Pleuraempyem 25 Mill. iE erfolgreich gab, MACNEAL, BLEVINS und DURYEE, die eine endokardiale Aktinomykose mit 44 Mill. iE zum Stillstand brachten, BRUWER, DEBRÉ, KAPLAN und ROYER, KOLOUCH und PELTIER sowie ERDELYI. ANDERSON und KEEFER führen 64 Fälle an, von denen durch Penicillin 80% entweder zum Stillstand gebracht oder gebessert werden konnten. Nach ihren Erfahrungen ist eine genügend lange Dauer der Penicillintherapie für den Enderfolg der Aktinomykosebehandlung entscheidend. Abb. 17 zeigt den Fall einer Aktinomykose des linken Fußes, der nach Penicillinapplikation kombiniert mit Röntgenreizdosen in Ankara geheilt werden konnte.

Die bisherige Behandlung der Aktinomykose mit Kaliumjodat, Sulfonamiden, Röntgenreizdosen sowie durch chirurgische Maßnahmen hat nach den vorstehenden Ausführungen seit der Verwendung des Penicillins in der Therapie ohne Zweifel eine entscheidende Förderung erfahren. Alle diese Methoden, gegebenenfalls kombiniert, sind geeignet, die Heilung mit einem hohen Grad an Wahrscheinlichkeit eintreten zu lassen.

Mycosis fungoides.

LÖHE hat in allen Fällen ein sofortiges Schwinden des Juckreizes beobachtet. Wenn auch die eigentlichen Hautveränderungen kaum beeinflußt wurden, so habe doch die juckstillende Wirkung über die Dauer der Injektion hinaus immer eine gewisse Zeit angehalten.

Noma (Gangraena nosocomialis).

Bei dieser Erkrankung handelt es sich um eine fusospirilläre Affektion. Nach den guten Ergebnissen der Penicillinbehandlung der VINCENTschen Angina und Stomatitis war daher bei der vorstehenden Krankheit ebenfalls ein Erfolg zu erwarten, der dann auch im Penicillinschrifttum zum Ausdruck kommt. VAIZEY hebt hervor, daß die *gangränöse Stomatitis* zwar in England selten sei, in Äthiopien aber relativ häufig vorkäme. Bis zur Einführung der Penicillintherapie sei die Letalität sehr groß gewesen (etwa 80%). Einige von ihm behandelte Fälle konnten alle zur Abheilung gebracht werden. Er verabreichte dabei insgesamt 300000 bis 1000000 iE. Der Verfasser hebt hervor, daß kurze Zeit nach Einleitung der antibiotischen Therapie schon eine Demarkation des kranken Gewebes einsetze. MARCHIONINI berichtete über günstige Erfahrungen bei den von ihm mit Penicillin behandelten Nomafällen im Musterkrankenhaus in Ankara (Abb. 18 und 19). Nach ECKSTEIN, der über besonders große Erfahrungen an Hand von mehr als 400 Fällen im

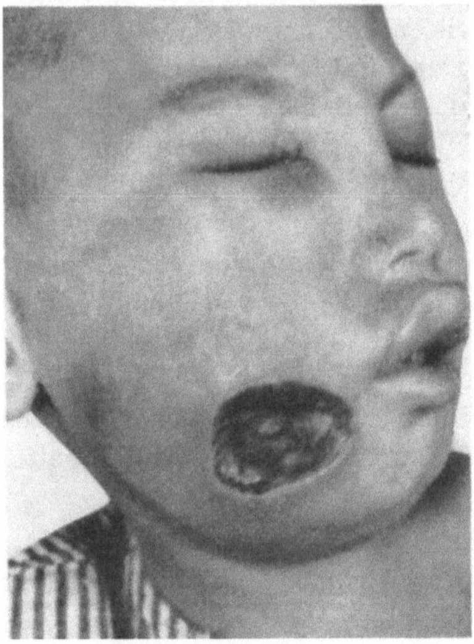

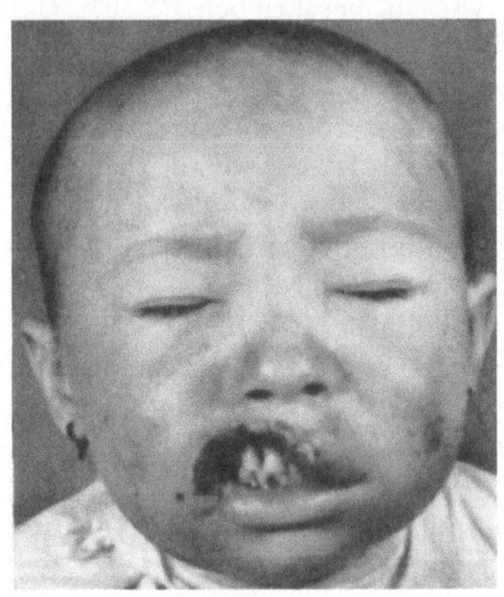

Abb. 18. Noma, unbehandelt. Durch intrafokale und intramuskuläre Penicillinbehandlung geheilt.

Abb. 19. Noma, unbehandelt. Durch intrafokale und intramuskuläre Penicillinbehandlung geheilt.

Kindesalter verfügt, ist durch die Einführung der Penicillinbehandlung die Letalität von über 90% auf etwa 10% gefallen. Methodisch geht man so vor, daß man täglich 2mal 300000 iE intramuskulär appliziert und ferner 2mal täglich in das erkrankte Gewebe Penicillin in physiologischer Kochsalzlösung in einer Konzentration von 10000 iE/cm³ injiziert. Es erfolgt dann ein rascher Abfall des Fiebers, die Nekrosen stoßen sich verhältnismäßig schnell ab, und lebhafte Granulationsbildung und Epithelisierung schließen sich an.

Auch REQUE spricht von ausgezeichneten Erfolgen. SEN GUPTA weist auf die nicht selten im Gefolge von Kala Azar auftretende Gangrän des Mundes hin, die er in 6 Fällen sowohl durch lokale Penicillinlösungen wie durch parenterale Dosen zur Heilung brachte. Wegen des Grundleidens kombinierte er mit Antimonpräparaten. Ein 2¹/₂jähriges Kind mit Noma im Anschluß an eine Pneumonie wurde von MESTER nach 500000 iE geheilt, und in Deutschland beschrieb HENNEBERG den Fall einer 71jährigen Frau, bei der wegen der unsicheren Wirkung des

Salvarsans allein und wegen des schlechten Allgemeinzustandes sofort
eine Penicillinbehandlung eingeleitet wurde. Insgesamt verabfolgte er

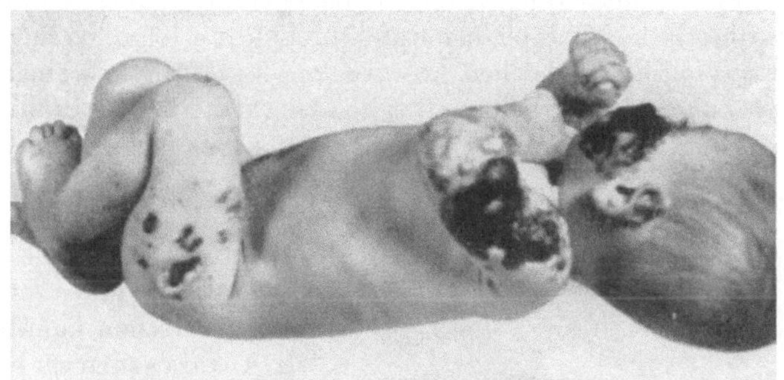

Abb. 20. Ecthyma gangraenosum infantum, unbehandelt.
Durch intramuskuläre Penicillinbehandlung geheilt.

500000 iE parenteral, gab jedoch zusätzlich noch 3 Tage lang täglich
0,3 g Neosalvarsan. Schon nach 24 Std trat eine auffallende Besserung ein, an die sich in Kürze
völlige Heilung anschloß Die
gleichen ausgezeichnetcn Erfahrungen mit der Penicillintherapie bei Noma machten
KLOSSNER, CARNEVALE, OTTA-
VIANI sowie CHAUDHURI.

Gangränöse Prozesse anderer
Körperstellen sind nicht selten
ebenfalls durch fusospirilläre Erreger bedingt. So wies erstmalig
MARCHIONINI auf die erfolgreiche
Penicillinbehandlung der *Dermatitis gangraenosa infantum*
(Ecthyma gangraenosum infantum) hin, die eine Letalität
von etwa 60% besitzt. Meist
sind Säuglinge im Alter von
6—12 Monaten befallen (Abb. 20
und 21). 20000 iE, 3stündlich
injiziert bei einer Gesamtdosis von
nur 300000—600000 iE, unter-
stützt durch örtliche Rivanol-

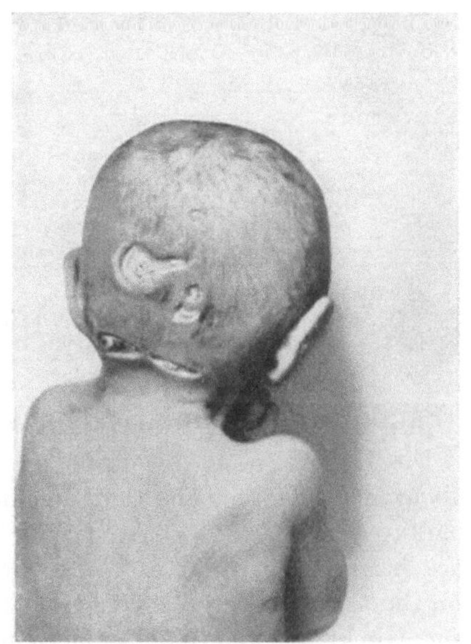

Abb. 21. Ecthyma gangraenosum infantum, unbehandelt. Durch intramuskuläre Penicillinbehandlung geheilt. [MARCHIONINI: Arch. Dermat.
189, 166 (1949).]

bzw. Kaliumpermanganatumschläge, brachten die Affektionen schnell
zur Abheilung. Seit der Einführung der Penicillinbehandlung haben
wir keinen Fall von Ecthyma gangraenosum infantum mehr verloren.

Besonders häufig sind in tropischen Ländern *phagedänische Geschwüre*. HAMM und ONARY verwendeten sowohl Umschläge mit Penicillinlösungen als auch intramuskuläre Injektionen und beobachteten gute Resultate. Die gleiche antibiotische Therapie benutzte CUILLERET erfolgreich in 2 Fällen einer *Penisgangrän*, desgleichen AGNETA und ZAVALETA bei einer *Gangraena fulminans*. Nach 1000000 iE sahen UGARIZZA und QUIRNO CODES gute Besserung bei ausgedehnten phagedänischen Ulcerationen, und TRUC, COSTE und SÉGUY teilen den Fall einer Spontangangrän der Scrotalhaut mit, die sie mit dem Antibioticum ebenfalls rasch beherrschen konnten.

In Ankara sahen wir häufiger Fälle von Ulcus gangraenosum in der Genitalgegend (Abb. 22, 23 und 24), die im Anschluß an Infektionen bei der aus rituellen Gründen erfolgten Rasur der Schamhaare auftraten. Zunächst zeigte sich in solchen Fällen eine Schwellung und Rötung der Haut, an die sich in wenigen Tagen tiefe gangränöse Geschwüre anschlossen. In einzelnen dieser Fälle war die Penicillinbehandlung (1500000 iE) erfolgreich, in anderen führte jedoch erst die Sulfonamidbehandlung zur Abheilung.

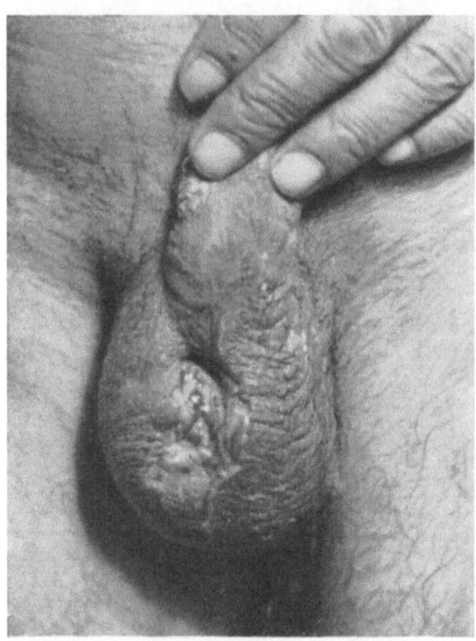

Abb. 22. Ulcus gangraenosum am Scrotum, unbehandelt. Durch intramuskuläre Penicillinbehandlung geheilt. [MARCHIONINI: Arch. Dermat. **189**, 166 (1949).]

Panniculitis nodularis non suppurativa Weber-Christian.

Diese Krankheit, die durch die Bildung schmerzhafter Knoten im subcutanen Fettgewebe mit nachfolgenden herdförmigen Atrophien charakterisiert ist, wurde erstmalig von v. PFEIFFER 1892 beschrieben. Ihre Ätiologie ist unklar. Um so bemerkenswerter muß die Mitteilung von ZEE erscheinen, der 8 Tage nach Einleitung einer Penicillinbehandlung Rückgang der Knotenbildungen sowie Absinken der Temperatur zur Norm beobachten konnte. Insgesamt waren 2360000 iE Penicillin 3stündlich zu je 20000 iE verabreicht worden. Die Frage erscheint berechtigt, ob es sich nicht etwa nur um den zufälligen Beginn einer Remission gehandelt habe. Eine vorausgegangene Sulfonamidtherapie war indessen erfolglos geblieben. Besserung mit Absinken der Temperatur beobachtete in einem anderen Fall ARANDES ADAN, und da ferner auch REQUE gute Ergebnisse bei der WEBER-CHRISTIANschen Krankheit fand, scheint uns die Penicillinbehandlung bei diesem Leiden nicht abwegig zu sein. Weitere entsprechende Behandlungsversuche sind daher zu empfehlen.

Pemphigus neonatorum.

Diese Erkrankung, auch *Pemphigoid* der Neugeborenen genannt, ist auf die Ansiedlung pathogener Streptokokken sowie Staphylokokken

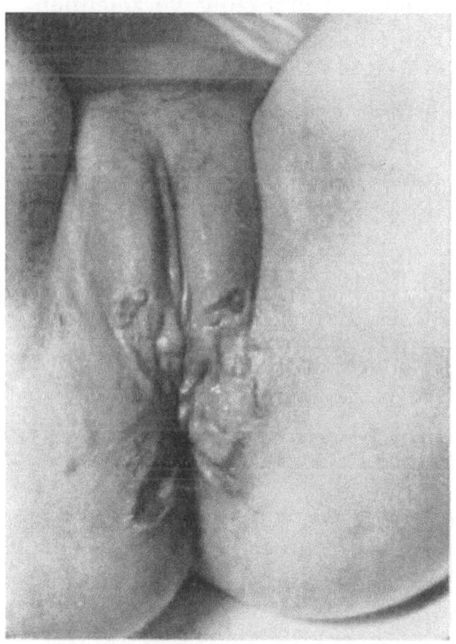

Abb. 23. Ulcera gangraenosa an der Vulva, unbehandelt. Durch intramuskuläre Penicillinbehandlung geheilt. [MARCHIONINI: Arch. Dermat. **189**, 167 (1949).]

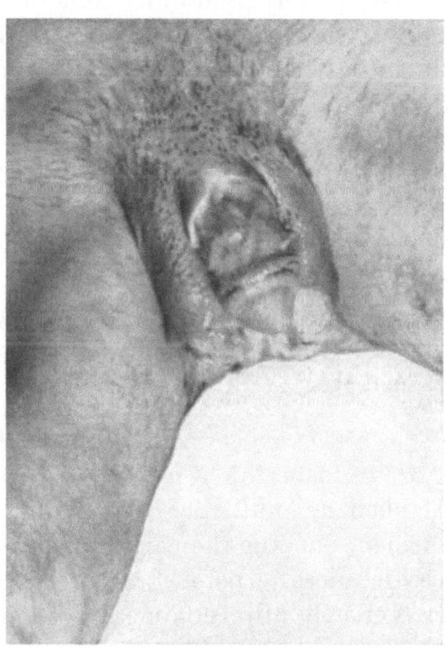

Abb. 24. Ulcus gangraenosum an Penis und Scrotum, unbehandelt. Durch intramuskuläre Penicillinbehandlung geheilt. [MARCHIONINI: Arch. Dermat. **189**, 167 (1949).]

auf der nur geringe Abwehrkraft besitzenden Säuglingshaut zurückzuführen. Die Gefahr dieser Affektion liegt vor allem in den sich möglicherweise anschließenden ernsteren Komplikationen wie Furunculosis, Erysipel oder sogar Sepsis. Im Penicillin fand sich ein relativ harmloses Mittel, diese bakterielle Dermatose zu beherrschen. So berichten KENDIG und FISKE über erfolgreiche Penicillinbehandlung in 14 Fällen. Ihre Salbe enthielt nur 333 iE/g. Sie gingen dabei so vor, daß die sich abstoßenden Blasendecken zunächst mit einem Alkoholtupfer entfernt wurden. Anschließend erfolgte täglich zweimaliges Auftragen der Salbe. In allen 14 Fällen vermochten sie nach 48 Std keine neuen Läsionen festzustellen. Entgegen der Anweisung war jedoch in 4 Fällen von den Eltern die Penicillinsalbe zu Hause nicht weiter aufgetragen worden, so daß es zu Rückfällen kam. MITCHELL-HEGGS bezeichnet die Erfolge bei der Penicillinbehandlung des Pemphigus neonatorum als dramatisch. Er empfiehlt indessen, die parenterale Penicillinanwendung vorzuziehen. Auch CUILLERET behandelt intramuskulär, gibt jedoch zusätzlich lokal noch Sulfonamidpuder. Von guten Ergebnissen spricht ferner REQUE.

Einen fieberhaften infektiösen Pemphigus heilten SOREL, LASSERRE, ENJALBERT und BARDIER nach 2 000 000 iE intramuskulär bei einem 23 Monate alten Kinde. M. WILDE empfiehlt besonders die Calciumpenicillinpuderbehandlung, mit der sie einen guten Erfolg verzeichnen konnte. Mit minimalen parenteralen Penicillindosen (2500—5000 iE alle 3 Std) brachten ALDRICH und HOLMES ihre Fälle zur schnellen Abheilung. Innerhalb von 24 Std kam der Prozeß zum Stillstand. Die Lokalbehandlung bestand nur im Öffnen der Blasen sowie in der Verabfolgung eines Puders, der 10% Calomel enthielt. GRASSET, LEVY und RADZIENSKY konnten durch frühzeitige Anwendung von Penicillin die Ausbreitung einer *Impetigo neonatorum* auf weitere Säuglinge erfolgreich verhindern. Wir haben ganz ähnliche Beobachtungen gemacht, denn auch nach unseren Erfahrungen ist die Penicillinbehandlung der pemphigoiden Pyodermien des Säuglingsalters im allgemeinen von ausgezeichneter Wirkung.

Pemphigus vulgaris.

Da es bisher nicht gelang, das ätiologische Dunkel dieser Erkrankung aufzuhellen, muß die Anwendung jeglichen Mittels gerechtfertigt erscheinen, das nur die geringsten Aussichten auf eine erfolgreiche Beeinflussung dieses ernsten Leidens bietet. In vielen Ländern ist daher auch der Versuch unternommen worden, Penicillin in diesem Sinne anzuwenden.

FRANKS, DOBES und ROMANO sahen nach intramuskulären Injektionen (1 000 000 iE) keine Besserung, ebensowenig ROXBURGH und Mitarbeiter sowie BARWASSER. GOLDMAN, SUSKIND und FRIEND nennen die Penicillintherapie beim Pemphigus vulgaris „wertlos“, und SVATA hebt hervor, daß nur die begleitenden Pyodermien günstig beeinflußt werden können. BARAC verabfolgte das Antibioticum sowohl intramuskulär wie auch als Salbe (500 iE/g) und stellte ebenfalls nur eine Wirkung auf die sekundäre Infektion fest. Die eigentliche Krankheitsbasis wurde nicht beeinflußt. HADIDA, CHEVROT und MULLER behandelten zwei 4 Wochen alte Fälle mit 3 900 000 bzw. 700 000 iE, vermochten jedoch den Exitus nicht zu verhindern. Auch DITTRICH, WILDE, ROSENBERGER, RICHTER sowie McLOUGHLIN und DOBES beobachteten bei der vorstehenden Affektion keine besondere Wirkung des Antibioticums.

Diesen negativen Stimmen stehen solche gegenüber, die nach der Penicillintherapie zumindest eine Remission erreicht haben wollen. So behandelten CALLAWAY, ARENA und Mitarbeiter ein 4 Jahre altes jüdisches Kind (*Pemphigus foliaceus*) vergeblich mit Kaliumpermanganatbädern, Gentianaviolett, weißer Quecksilberpräcipitatsalbe und Sulfonamiden, erzielten jedoch Besserung nach 8tägiger intramuskulärer Penicillinapplikation, der eine 2 Jahre dauernde Remission folgte. DUPÉRIÉ veröffentlichte 3 Fälle, von denen einer „dramatisch" geheilt, einer gebessert und einer unbeeinflußt blieb. Eine schnelle Besserung erzielte CARPENTER bei einem gutartigen familiären chronischen Pemphigus durch orale Penicillindosen (25000 iE alle 3 Std, insgesamt 1500000 iE). Örtlich wurde nur Vaseline gegeben. Ein Jahr später trat ein Rezidiv auf. Nach täglichen parenteralen Injektionen von 200000 iE sowie lokaler Penicillinsalbe (1000 iE/g) kam es innerhalb von 5 Tagen zur vollständigen Abheilung. Ein zweiter ähnlicher Fall wurde gleichfalls mit Penicillin behandelt. Auch hier Abklingen aller vesiculösen und bullösen Efflorescenzen innerhalb von 4 Tagen. Exacerbationen können daher nach der Ansicht des Verfassers durch kombinierte Penicillinanwendung beherrscht werden. REQUE bezeichnet die Erfolge der antibiotischen Therapie als befriedigend. Ein desolater Fall besserte sich nach einer Mitteilung von ROST nach Penicillin und 3 Bluttransfusionen, und auch FÖLDVARI sowie MARGAROT und RIMBAUD sahen Erfolge. Letztere betonen, daß das Antibioticum bei chronischem Pemphigus mehr leiste als die Sulfonamide. Empfehlenswert wäre eine kombinierte Behandlung, da mit dieser oft mehr erreicht würde als mit einem Medikament allein. Die Mittel könnten sowohl gleichzeitig wie nacheinander gegeben werden. Schwere akute Pemphigusfälle wollen sowohl ZORN als auch SOREL und Mitarbeiter geheilt haben.

Ein diagnostisch etwas unklarer Fall von WIGLEY sei hier noch angeführt, der auch als *Pemphigus vegetans* oder als *Impetigo herpetiformis* angesehen werden konnte. Intramuskulär sowie extern verabreichtes Penicillin blieben jedoch ohne Einfluß auf den Krankheitsprozeß, während durch Sulfadiazin Besserung erzielt wurde.

Natürlich ist bei den günstigeren Behandlungsergebnissen nach Penicillin der Einwand berechtigt, daß ja bei der vorliegenden Erkrankung normalerweise Remissionen vorkommen, so daß im Einzelfall die Frage, ob es sich bei der Besserung des Krankheitsbildes tatsächlich um Auswirkungen der Penicillintherapie gehandelt habe, nicht eindeutig zu beantworten ist. Es gilt aber zu erwägen, ob nicht unter der Gruppenbezeichnung Pemphigus vulgaris möglicherweise mehrere ursächlich verschiedene, nur zum gleichen Erscheinungsbild führende Affektionen verborgen sind, von denen sich Einzelfälle der Penicillintherapie für durchaus zugänglich erweisen. Der Versuch einer antibiotischen Behandlung mit Penicillin dürfte daher grundsätzlich immer angezeigt sein. Die Penicillinbehandlung gehört jedenfalls in unserer Klinik seit einer Reihe von Jahren bei allen Pemphigusfällen zur Regeltherapie, natürlich weniger im Sinne einer ätiologischen Behandlung, als zur Abwehr der Keime, die als sekundäre Besiedelung auf dem Grunde der Pemphigusblasen anzutreffen sind. Wir führen also jene Form der Abschirmtherapie (MIESCHER) durch, die den Organismus in die Lage versetzt, gegen die eigentliche Krankheitsursache mit allen seinen Kräften zu wirken. Im allgemeinen muß ja der Körper sich sowohl gegen diese bisher noch unbekannte Krankheitsursache als auch gegen die Sekundärinfektion wehren. Gelingt es aber, die Sekundärinfektion, soweit sie durch penicillinempfindliche Keime hervorgerufen ist, zu beseitigen, so bieten wir dem Kranken eine wertvolle Unterstützung in seinem Kampfe gegen die Grundkrankheit. Als Dosis genügt im allgemeinen eine 3—4tägige intramuskuläre Verabreichung von Depotpenicillin. Man muß sie etwa in Abständen von 10—14 Tagen wiederholen, bis der Patient mit Hilfe der anderen Medikamente (z. B. Germanin, Chinin, Sulfathiazol, Arsenpräparate) seine Erkrankung überwunden hat. Es erscheint uns noch bemerkenswert, daß wir bei Pemphigusfällen, im Gegensatz zu manchen Salvarsandermatitiden, durch Penicillingaben bisher keine Verschlimmerung der entzündlichen Prozesse beobachtet haben. Die Zusammenhänge sind uns noch unklar.

Periarteriitis nodosa.

Da dieses Krankheitsbild zur Zeit als vorwiegend bakteriell bedingte, toxisch-allergische Gefäßerkrankung aufgefaßt wird, wurde eine cutane, benigne Form von SPIER an der Universitäts-Hautklinik Hamburg versuchsweise mit 10 Mill. iE Penicillin behandelt, kombiniert mit einigen Pyriferfieberzacken und Novocaininjektionen (intravenös). Es trat eine deutliche Besserung ein, die jedoch leider nach 2 Monaten durch Bildung neuer entzündlicher Knötchen zum Stillstand kam.

Psoriasis.

Wenn auch die Ätiologie der Psoriasis noch immer unbekannt ist, so haben doch einige Autoren versucht, das neue Heilmittel Penicillin versuchsweise bei dieser chronischen Dermatose zu geben. FRANKS, DOBES und ROMANO behandelten 6 Fälle mit je 1 000 000 iE durch parenterale Applikation, ohne indessen eine Beeinflussung feststellen zu können. Die gleichen Erfahrungen sammelten CANIZARES, GOLDMAN, SUSKIND und FRIEND, ROXBURGH, CHRISTIE und ROXBURGH sowie BARWASSER. RESL konnte eine Erythrodermia psoriatica pustulosa günstig beeinflussen. Die Pusteln verschwanden. Die Haut wurde im ganzen ruhiger. Hier dürfte es sich aber um die Beeinflussung einer sekundären Infektion gehandelt haben, ähnlich wie KOGOJ eine pustulöse

Psoriasis bessern konnte. Dieser Verfasser beschrieb den Fall einer 47jährigen Patientin, die seit 20 Jahren an rückfälligen Gelenkentzündungen litt. In deren Verlauf gesellten sich gleichzeitig psoriatische Efflorescenzen hinzu, die histologisch Mikroabscesse aufwiesen. Unter Penicillin gingen alle krankhaften Erscheinungen sofort zurück. KOGOJ glaubt an eine Infektion und empfiehlt daher, Penicillin bei *Psoriasis pustulosa*, aber auch bei *Acrodermatitis suppurativa continua Hallopeau*, *Dermatitis repens Crocker* und *Impetigo herpetiformis zu versuchen*. Die kokkogene Infektion sei bei der Psoriasis arthropathica von weit größerer Wichtigkeit als bei der Psoriasis vulgaris. Uns stehen persönliche Erfahrungen über die Anwendung der Penicillinbehandlung bei Psoriasis nicht zur Verfügung.

Pyodermiae.

Unter diesem Namen fassen wir allgemein Krankheiten zusammen, die vorwiegend durch pathogene Staphylokokken oder Streptokokken auf der Haut ausgelöst werden und unter Eiterbildung bald zu mehr oberflächlicheren, bald zu tieferen Läsionen des Integumentes führen. Einige an sich in diese Krankheitsgruppe zählende, klar abgrenzbare Sonderformen wie Impetigo contagiosa, Folliculitis simplex, Furunculosis usw. erfahren aber eine Einzelbesprechung, da in der Literatur ebenfalls gesondert über sie berichtet wurde.

JOHNSON will gute Erfolge nach einer Salbe gesehen haben, deren Grundlage aus einer wassermischbaren Oxycholesterinvaseline (Aquaphor) bestand, die indessen nur 160 iE/g Penicillin enthielt. Insbesondere bewährte sie sich ihm bei interdigitalen Pyodermien. COHEN und PFAFF behandelten hartnäckige pyodermische Affektionen sowohl durch intramuskuläre wie örtliche Penicillingaben und sahen zufriedenstellende Erfolge. FRANKS, DOBES und ROMANO jedoch versuchten vergeblich, eine 7 Jahre alte chronische Pyodermie, als deren Erreger die Autoren hämolysierende Streptokokken sowie einen Staphylococcus aureus isolierten, durch Penicillinumschläge zu bessern.

Zurückhaltend zeigen sich GOLDMAN, SUSKIND und FRIEND, die bei tieferem Sitz der Pyodermien dem Penicillin nur einen „möglichen" Wert beimessen. In solchen Fällen wird bevorzugt kombiniert parenteral und lokal behandelt. Auch sollte die Konzentration des Antibioticums in der Salbe mehr als 10000—20000 iE/g betragen. HOFFMANN verwendete Penicillin in wassermischbaren Basen und in physiologischer Kochsalzlösung in Form feuchter Umschläge vor allem bei Patienten, die Pyodermien im Gefolge vesiculöser und intertriginöser Pilzinfektionen der Füße zeigten. Die wäßrige Lösung (800 iE/cm³) habe sich ihm als überlegen erwiesen, wenn auch in 40% der Fälle eine Kontaktdermatitis entstand, sofern die Umschläge über den 4. Tag hinaus verabreicht wurden. Setzte man aber die Medikation für 48 Std am 5. Tage ab und wiederholte dann den Penicillinturnus, so war die Gefahr der Reizung unbedeutend. Ebenfalls gute Wirksamkeit nach örtlicher Penicillinanwendung sah HELLIER. RUPE und LOCKWARD versuchten zunächst, ein *Granuloma pyogenicum* nur mit dem elektrischen Kauter zu beseitigen. Es entstand aber ein Rückfall mit begleitender Zellgewebsentzündung. Nach örtlichen Penicillinumschlägen und parenteraler Gabe von insgesamt 400000 iE heilte die Affektion jedoch rasch ab. Daß ein Granuloma pyogenicum auch ohne chirurgische Lokalbehandlung, also nur nach Penicillin abheilen kann, zeigte McGREGOR, der nach 1500000 iE parenteraler Dosierung einen vollkommenen Rückgang dieser Hauterkrankung erreichte.

Nach dieser Zusammenstellung ist vor allem bei chronischen Pyodermien nicht mit einem eindeutigen Erfolg der Penicillinanwendung zu rechnen. Auf jeden Fall können auch wir nur bestätigen, daß man bei der Behandlung von chronisch vegetierenden Pyodermien sehr oft einen Mißerfolg der Penicillintherapie beobachtet, der wohl darauf zu beziehen ist, daß an der Entstehung des Krankheitsbildes weitgehend penicillinunempfindliche Erreger beteiligt sind. Je eingehender aber das bakterielle Studium ist, und je kritischer die Form der geeignetsten Anwendung gewählt wird, um so mehr erhöht sich die Aussicht, das erstrebte Ziel der Heilung zu erreichen.

Sarcoma idiopathicum multiplex haemorrhagicum Kaposi.

PIERINI und GRINSPAN haben 2 Fälle, die seit 7 bzw. 8 Jahren bestanden, mit Penicillin günstig beeinflussen können. Die Kranken erhielten jeweils 5000000 iE, 4stündlich zu je 50000 iE injiziert. Nach den Angaben der Verfasser schrumpften die geschwulstartigen Bildungen und trockneten ab. In einer 3—5 Monate umfassenden Nachbeobachtungszeit trat kein Rezidiv auf. Zwar pflegen spontane Rückbildungen von Kaposi-Sarkomen vorzukommen, die Autoren glauben aber nicht an ein zufälliges Zusammentreffen der Penicillintherapie mit einer spontanen Regression. Unbefriedigende Ergebnisse fanden sie jedoch in einem dritten Fall eines 83jährigen Mannes mit sehr schlechtem Allgemeinzustand. Ein weiteres günstiges Behandlungsergebnis wurde von BALIÑA mitgeteilt. Der Patient erhielt 4000000 iE mit resultierender bemerkenswerter Besserung. Die Hauterscheinungen verschwanden fast ganz.

Sclerodermia.

Durch die Erfolge der Penicillinbehandlung der Acrodermatitis chronica atrophicans Herxheimer wurde MIESCHER angeregt, das Antibioticum auch in einem Fall einer Sclerodermie en plaque anzuwenden.

Überraschenderweise klang die Rötung vollkommen ab. Auch bemerkte er einen Rückgang der Infiltrationen. Der vorstehende Fall war allerdings vorausgehend mit Röntgenstrahlen behandelt worden, ohne daß er indessen eine solch deutlich günstige Reaktion wie nach Penicillin gezeigt hätte.

DOERR berichtet über insgesamt 7 Sklerodermiefälle, die antibiotisch behandelt worden waren. Von besonderem Interesse ist seine Feststellung, daß sowohl 5 Monate als auch schon über 40 Jahre alte sklerodermatische Hautveränderungen deutlich gebessert werden konnten. Die Dosierung belief sich auf 5—10 Mill. iE. Dabei schien sich eine 2—3stündliche Verabreichung krystallinen Penicillins günstiger auszuwirken als die Anwendung von Depotpenicillin. Zusätzliche medico-mechanische Therapie (z. B. Ultraschall) erhöhte noch den Erfolg.

An der Universitäts-Hautklinik Hamburg beobachteten wir bei einer Pat. mit circumscripten Herden nach einer ersten Penicillinkur von 4000000 iE ebenfalls einen deutlichen Rückgang der Verhärtungen. Überraschenderweise mußten wir aber während der Wiederholung der Kur die Entstehung neuer umschriebener sklerodermatischer Veränderungen feststellen. In einem 2. Fall, einer progressiven Sklerodermie, blieben 4000000 iE Penicillin überhaupt ohne jegliche Wirkung. Erst in einem weiteren Fall einer circumscripten Sklerodermie, die große Teile des rechten Beines einnahm, sahen wir eine überraschende Besserung nach 6000000 iE. Vielleicht wäre auch hier zu versuchen, durch Kombination mit Pyriferfieberzacken eine zusätzliche Förderung der offenbar in gegebenen Fällen doch vorhandenen Heilwirkung des Penicillins zu erreichen.

Scleroedema adultorum Buschke.

RICCIARDI gab versuchsweise Penicillin bei dieser Dermatose. Da die histologischen Veränderungen, insbesondere im Bereich der kollagenen Fasern und des subcutanen Gewebes, jenen bei echten allergischen Reaktionen entsprechen sollen, und der Verfasser nach Verabreichung des Antibioticums eine geringe klinische Besserung gesehen hat, wird gefolgert, daß dem Penicillin gewisse antiallergische Eigenschaften zukommen könnten. In diesem Zusammenhang sei an die im Kapitel VII angeführten experimentellen Untersuchungsergebnisse von MOLINARI erinnert, der dem Penicillin ja gleichfalls antiallergische Eigenschaften zuschreibt (S. 38). Eine noch günstigere Beeinflussung des BUSCHKEschen Skleroedems durch Penicillin beobachteten KEINING und DORNER. Diese Autoren behandelten eine 51jährige Patientin täglich mit 200000 bis 300000 iE Depotpenicillin (Gesamtdosis 7000000 iE) und fanden nach 8 Wochen wieder eine normale Beschaffenheit der Haut des gesamten Körpers.

Sodoku (Rattenbißkrankheit).

Die ursprünglich von japanischer Seite beschriebene Krankheit wird durch Spirillen (Spirillum morsus muris, Spirillum minus) hervorgerufen. Indessen konnte später noch ein anderer Erreger nachgewiesen werden, der als Streptobacillus moniliformis identifiziert wurde. Die daher durch 2 Erregerarten bedingten Formen werden durch den Biß von Ratten oder Nagetieren ausgelöst und sind insofern von dermatologischem Interesse, als sich im Verlauf dieser Infektionskrankheiten ein teils erythematöses, teils papulöses Exanthem am Rumpf, im Gesicht und an den Extremitäten einstellt. Beide Formen sind bisher erfolgreich mit Penicillin behandelt worden. So veröffentlichten ANDERSON und KEEFER den günstigen Therapieerfolg bei einem $2^1/_2$jährigen Kinde, das seit 3 Monaten an der durch Spirillum minus hervorgerufenen Krankheit litt. Nach nur insgesamt 6mal 10000 iE Penicillin, 3stündlich injiziert, kam die Infektion zum Stillstand. Einen weiteren Fall, in dem ebenfalls das Spirillum minus nachgewiesen werden konnte, beschrieben FRANK und PERLMAN. Schon 6 Std nach Behandlungsbeginn trat Temperaturrückgang ein, und die Hauterscheinungen klangen rasch ab.

Ferner teilte BROCKSALER schnelle Heilung eines 28 Monate alten Kleinkindes nach insgesamt 225000 iE Penicillin mit, in dem als Erreger der Streptobacillus moniliformis gefunden wurde. Innerhalb von 24 Std ging der masernähnliche Ausschlag zurück. In Übereinstimmung mit den klinischen Ergebnissen ließ die Penicillinresistenztestung des Erregers in vitro eine hohe Empfindlichkeit erkennen.

Sycosis simplex (Folliculitis staphylogenes barbae).

Das bisweilen außerordentlich hartnäckige Leiden, vorwiegend der Bartgegend der Männer, zeigt sich natürlich der Penicillintherapie nur dann für zugängig, wenn es sich um nichtresistente Bakterien handelt. Gerade die Neigung zur Chronizität findet nun ihren Niederschlag in der Literatur in der Weise, daß sich relativ viele Autoren mit der Frage der geeignetsten Medikation und damit auch der Penicillintherapie beschäftigt haben, um eine Abkürzung der bisherigen Behandlungsmethoden zu erreichen. So versuchten TAYLOR und HUGHS durch Anwendung von Penicillinrohfiltrat, Calciumpenicillin und Natriumpenicillin in einer bestimmten Salbengrundlage, von Natriumpenicillin in wäßriger Lösung, von Penicillinschimmel, der 14 Tage alt war und von gestoßenem Penicillinschimmel in einer Salbe die geeignetste lokale Behandlungsart ausfindig zu machen. Als befriedigendste Methode fanden sie einen Penicillinspray, der sogar nur 200 iE/cm³ Penicillin enthielt. HELLIER und HODGSON sprechen vom großen Wert der

Penicillinbehandlung bei Sycosis barbae, und MITCHELL-HEGGS hält Penicillincreme und Penicillinspray bei dieser Affektion für äußerst nützlich. Von besonderem Interesse sind die Ausführungen von HOBBS, CARRUTHERS und GOUGH über die richtige Anwendung des Penicillins bei der Sycosis. Es hat sich gezeigt, daß als Quelle für die immer wieder auftretenden Rezidive in fast allen Fällen ein Focus des Kopfbereiches in Frage kommt, von dem aus die pathogenen Staphylokokken ständig ausgesät werden. Dabei handelt es sich vorwiegend um die oberen Atemwege, vor allem um die Nase, ja, offenbar sogar um die scheinbar gesunde Nase. BURROWS und Mitarbeiter konnten zeigen, daß Rückfälle der Sycosis barbae ausblieben, wenn gleichzeitig das Naseninnere mit Penicillinsalbe eingerieben wurde. Alle im Kopfbereich bestehenden bakteriellen Herde müssen mitbehandelt werden, mag es sich hierbei um eine Rhinitis, Blepharitis, Otitis media oder externa handeln. Die bakteriologischen Untersuchungen der Verfasser wiesen die Gegenwart der gleichen Staphylokokkenart des eigentlichen Krankheitsherdes auch auch auf der Nasenschleimhaut nach. Dieses Ergebnis unterstreicht die Anschauung, daß der Bartbereich durch die Nasenschleimabsonderungen infiziert und reinfiziert wird, sei es im Umweg über die Hände eines chronischen Bacillenträgers in der Nase, oder sei es durch dessen Taschentuch. Zur erfolgreichen Behandlung einer Sycosis barbae gehört daher unbedingt die Mitbehandlung der Nasenschleimhaut. Zu diesem Zwecke benutzten die Autoren eine 500 iE/g enthaltende Creme, die sie 2mal täglich einmassierten. Zu erwägen wäre für die Nase auch ein Penicillinschnupfpulver.

JOHNSON gelang es, chronische Sycosisfälle, die gegen Sulfonamide, Röntgenepilation und Vaccinetherapie resistent waren, durch Penicillinsalben in 2 Wochen zur Abheilung zu bringen. Über eine ausreichend lange Nachbeobachtungszeit werden allerdings keine Angaben gemacht. TEMPLETON, CLIFTON und SEEBERG betrachten die bakterielle Bartflechte als tiefe Affektion der Haut und halten eine erfolgreiche Oberflächentherapie mit Penicillin für zweifelhaft. Ein befriedigendes Ergebnis nach Salbenanwendung sahen indessen COHEN und PFAFF wie auch MIESCHER. Fälle von besonders chronischer Dauer behandelten FRANKS, DOBES und ROMANO. Bei 5 Patienten bestand die Affektion bereits 7 Jahre, bei 2 Kranken sogar 8. Während in den ersten Fällen Penicillinumschläge und -salben verabfolgt wurden, die zu 4 Heilungen und einem Versager führten, blieb der Erfolg in den letzten beiden Fällen nach nur parenteraler Penicillinapplikation (1 000 000—1 800 000 iE intramuskulär und intravenös) aus.

GOTTSCHALK und Mitarbeiter behandelten einen Fall mit einer Salbe (500 iE/g), die aber keine endgültige Heilung brachte. Die Verfasser konnten jedoch jedes auftretende Rezidiv stets schnell beherrschen.

Wahrscheinlich lag hier ein unerkannter Focus vor, von dem aus die Infektion stets erneut ausging. Daß aber auch in chronischen Sycosisfällen, die schon wiederholt Penicillin erhalten hatten, Heilung eintreten kann, zeigt ein interessanter Fall von CORMIA und ALSEVER. Ein Patient mit einer 8 Monate alten, therapieresistenten Bartflechte erhielt insgesamt 3 000 000 iE Penicillin intramuskulär in 8 verschiedenen Dosen. Ferner bekam er 3 Wochen lang Penicillinsalben. Heilung blieb jedoch noch aus. Als Erreger wurde ein koagulasepositiver Staphylococcus aureus gefunden, dessen Penicillinempfindlichkeit 20 iE betrug. Erst eine Penicillinsalbe, die 100000 iE/g enthielt, brachte die Affektion in 3 Tagen zum völligen Schwinden, und in den folgenden 5 Wochen trat kein Rezidiv auf. Es bleibt unentschieden, ob es sich diesmal um eine tatsächliche Heilung gehandelt hat, da die Nachbeobachtungszeit angesichts der Chronizität der Affektion für zu kurz angesehen werden muß. CANIZARES stellte nach lokaler Therapie von 16 Fällen 10mal befriedigende, 6mal unbefriedigende Resultate fest. Nur wenn gleichzeitig eine Epilation des infizierten Bartgebietes durchgeführt wurde, beobachteten GOLDMAN, SUSKIND und FRIEND gute Ergebnisse nach Penicillinapplikation. Wie sehr eine erfolgreiche Behandlung von einer vorausgehenden Penicillinresistenzbestimmung abhängt, scheinen die Versager von WRIGHT und GROSS zu beweisen, die diesen Test unterließen. Von 8 Sycosisfällen verschlimmerten sich 2 und 6 blieben unbeeinflußt. ROXBURGH und Mitarbeiter erzielten in ihren Fällen etwa 50% Heilung. Geringe Erfolge sah auch DU BOULAY, der mit einer Salbe von nur 200 iE/g behandelte, die nach unseren heutigen Kenntnissen aber doch wohl als unterdosiert bezeichnet werden muß. BURROWS, RUSSELL und MAY benutzten eine Creme der gleichen Konzentration und erhielten nach vorausgehender Resistenztestung von 13 Fällen, die älter als 1 Jahr waren, nach durchschnittlich 6wöchiger Behandlungsdauer trotzdem 6 Heilungen. 6 Patienten zeigten nur Besserungen, während einer auf das Penicillin überhaupt nicht ansprach. Von 6 Fällen, die jünger als 1 Jahr alt waren, heilten 4 in durchschnittlich $2^1/_2$ Wochen. Die Versager betrafen penicillinresistente Bakterienstämme.

Eine kritische Betrachtung der Penicillintherapie der Sycosis barbae führt HELLIER durch. Nach seiner Ansicht sind die Erfolge ausgezeichnet, sofern die Fälle nicht nachbeobachtet werden. Geschieht dies, so sind die Erfolge weniger befriedigend. Als Beispiel führt er 47 Patienten an, die nicht nachkontrolliert wurden. Bei 36 sei Heilung eingetreten, bei 3 Besserung, und bei 8 hätte die Therapie versagt. Die durchschnittliche Heilzeit nahm 4—5 Wochen in Anspruch. Zum Vergleich verweist er auf 36 Kranke, die nachgeprüft worden waren. Hier konnte 23mal ein Rezidiv festgestellt werden, und nur in 13 Fällen war bis zu 3 Monaten nach Behandlungsabschluß kein Rezidiv aufgetreten. Als wahre

Ergebnis der Penicillintherapie nach entsprechender Nachbeobachtungszeit ergab sich bei 47 Fällen: 18 geheilt, 16 zum Stillstand gebracht und 13 versagt. Zu den Versagern zählt HELLIER allerdings auch die Fälle mit penicillinresistenten Bakterienstämmen, also Fälle, die der Penicillintherapie gar nicht zugänglich sind. Erklärungen für die auf Penicillin nicht ansprechenden und rückfällig werdenden Patienten sieht er wie HOBBS und Mitarbeiter in einem Focus oder in einer anormalen Haut, die, obgleich zunächst frei von infektiösen Erregern, so empfindlich ist, daß eine Neuinfektion sofort haftet. Auch die Beobachtung einer nach klinischer Heilung bisweilen noch erfolgreichen Züchtung pathogener Bakterien aus dem ursprünglichen Krankheitsherde könnte einen Rückfall erklären.

RUSSELL widmet seine Aufmerksamkeit besonders den Rezidiven der Sycosisbehandlung mit Penicillin zu. Nach bakteriellen Studien fand er bei dieser Dermatose etwa 10% penicillinresistente Stämme. Von 60 Fällen mit penicillinempfindlichen pathogenen Staphylokokkenstämmen heilten 31, die auch nach 8—12 Monaten noch gesund blieben. 6 zeigten nur Besserung, ohne jedoch nach 4—6 Monaten völlig abzuheilen. 16 wurden gebessert oder scheinbar geheilt, ließen jedoch immer wieder Rezidive erkennen, und 7 sprachen auf die Penicillintherapie überhaupt nicht an. Hier muß immer an die Möglichkeit einer bakteriellen Doppelinfektion gedacht werden. Eine entsprechende Heilungsquote fanden ebenfalls STERNBERG und LE VAN. Je länger sie eine Penicillinbehandlung durchführten, um so größer wurde nach ihren Erfahrungen die Wahrscheinlichkeit, allergische Reaktionen gegen Penicillin auszulösen.

Die Prognose der Sycosis barbae ist günstig bei jenen Kranken, bei denen keine Seborrhoe oder andere Dermatose und keine Rhinitis vorliegt. Rückfälle waren häufig verbunden mit einer seborrhoischen Grundlage, die sich durch eine allgemeine cutane und gefühlsmäßige Überempfindlichkeit kennzeichnet (WITTKOWER). Röntgenepilation ist in einigen Fällen unerläßlich. Zur Behandlung der als Foci in Frage kommenden Blepharitiden und Conjunctividen empfehlen CRAWFORD und KING, Penicillintropfen 4stündlich in die Augen zu träufeln.

MILLER, RODRIQUEZ und DOMONKOS sahen schwankende Ergebnisse nach Penicillinsalbentherapie bei der Bartflechte, ebenso HAGERMAN wie auch SIMON, wobei die Resultate sich nicht durch Wechsel der Konzentrationen (500—2000 iE/g) unterschieden. BARWASSER stellte keine Besserung nach *örtlicher* Verabreichung fest, wohl aber nach intramuskulären Injektionen von Depotpenicillin. SIGEL gibt das Antibioticum ebenfalls nur intramuskulär (50000 iE 2mal täglich), verlangt jedoch eine wochenlang fortgesetzte Behandlung, die er durch lokale Sulfadiazin- oder weiße Quecksilberpräcipitatsalbe ergänzt.

REQUE spricht von „befriedigenden" Erfolgen. Ein Vergleich der Sulfonamidbehandlung mit der Penicillintherapie läßt ROBERT zu dem Schluß kommen, daß sich bei den Staphylokokkenaffektionen des Follikelapparates die parenterale Penicillinanwendung als leicht überlegen gezeigt habe. Ein promptes Verschwinden der krankhaften Erscheinungen nach lokaler Penicillinanwendung verzeichnete SVATA, und gute Resultate in einem hohen Prozentsatz der Fälle sowohl nach Salbe als auch nach feuchten Penicillinumschlägen fand FERLAINO. HEINLEIN und Mitarbeiter benutzten 400 iE/g enthaltende Salbe und beobachteten eine bessere Wirksamkeit, wenn sich das Penicillin in einer Öl-in-Wasser-Salbengrundlage befand. Sie messen diesem Behandlungsverfahren einen großen Wert zu. Nach H. WILDE kam es nach Spraybehandlung meist anfänglich zu guter Besserung, dann aber nicht selten zu Rezidiven. Er ist der Ansicht, daß der einzige Vorteil der Penicillinbehandlung der Sycosis barbae in der Sauberkeit und Unauffälligkeit der Methode läge. Auch nach konsequenter Spraybehandlung habe er nämlich keine rasche Abheilung der Affektion gesehen. MONCORPS verschrieb das Antibioticum in Eucerin cum Aqua und bemerkte bei der einfachen staphylogenen Sycosis eine gute Beeinflussung der Läsionen. Bei gleichzeitiger Behandlung einer eventuell vorhandenen Conjunctivitis oder Rhinitis hatte auch ZENNER günstige Erfolge, wobei bemerkenswert ist, daß er diese Ergebnisse sogar dann erhalten haben will, im Gegensatz zu vielen anderen Autoren, wenn eine seborrhoische Grundlage bestand.

Eine *Sycosis lupoides* eines 48jährigen Mannes, der seit 6 Jahren an dieser Erkrankung der Oberlippe, des Kinns und der Wangen litt, konnte von FERNET und LE BARON innerhalb von 4 Wochen durch Penicillinsalbe geheilt werden. Jedes andere Behandlungsverfahren hatte bis dahin versagt. Bei einer *Folliculitis sycosiformis atrophicans universalis* (Kopfhaar, Bart, Schambehaarung) vermochte RESL mit Penicillin jedoch keine Heilung zu erreichen.

Uns bewährte sich in den Fällen von Folliculitis, insbesondere von Folliculitis barbae, meist die folgende Form der kombinierten Penicillinanwendung: Lokal Penicillinsalbe 1000 iE/g und gleichzeitig intramuskulär 1,500 000 iE in 5 Tagen, bei täglicher Applikation von 300 000 iE. Voraussetzung natürlich ist in jedem Fall der Nachweis penicillinempfindlicher Erreger. In einzelnen Fällen waren wir darüber hinaus genötigt, eine Röntgenepilation durchzuführen, und erst im Anschluß an die vorübergehende Entfernung der Haare erwies sich dann die beschriebene Penicillinbehandlung als erfolgreich.

Diese ausführliche Darstellung der bisherigen Ergebnisse der Sycosis barbae-Therapie mit Penicillin läßt erkennen, daß wir unter Berücksichtigung aller aufgezeigten Kautelen nach der Literatur mit etwa 50% primärer Heilung rechnen können. Sie zeigt weiterhin die Möglichkeit auf, in bestimmten Fällen doch noch Gesundung zu erzielen, wenn alle bisherigen Methoden versagt haben sollten. Unter Voraussetzung eines geeigneten bakteriellen Studiums dürfte eine Penicillintherapie der Sycosis barbae daher gerechtfertigt erscheinen.

Trichomoniasis vaginalis.

Schudmak und Hesseltine verordneten Penicillinsuppositorien mit 100000—200000 iE je Stück, ohne daß sie jedoch positive Behandlungsergebnisse zu verzeichnen vermochten.

Tuberculosis cutis verrucosa.

Bekanntlich sind Tuberkelbacillen gegen Penicillin unempfindlich. Trotzdem liegen vereinzelte Mitteilungen über die versuchsweise Applikation dieses Antibioticums bei verschiedenen Formen der Hauttuberkulose vor, die eine günstige Beeinflussung erkennen lassen. So berichtet im deutschen Schrifttum Grosch über eine gute Wirkung dieser Behandlungsmethode bei der Tuberculosis cutis verrucosa. Trotz intensiver Therapie versagten in 4 Fällen die üblichen konservativen Mittel. Der Verfasser injizierte daher mehrmals 3—5 cm³ einer etwa 1000 bis 3000 iE/cm³ enthaltenden Penicillinlösung in die Läsion. Der entzündliche, blaurötliche Farbton des Herdes verschwand, die Konsistenz des Gewebes wurde derb. Nach 8—12 Tagen waren keine Eiterungen mehr festzustellen, und die Läsionen vernarbten. Die zurückbleibenden papillomatösen Wucherungen wurden abschließend mit einem scharfen Löffel abgekratzt. Wenn auch bekannt ist, worauf der Verfasser hinweist, daß Tuberculosis cutis verrucosa-Herde sich bisweilen unter milder konservativer Behandlung zurückbilden können, so scheint doch der Ausschaltung der sekundären Bakterienflora, wie sie durch Penicillin möglich ist, eine wesentliche Bedeutung zuzukommen. Die angegebene Behandlungsmethode erscheint uns daher der Nachprüfung empfehlenswert.

Ulcus cruris.

Von Bedeutung für eine erfolgreiche Penicillinbehandlung der Ulcera cruris ist die Feststellung der den Geschwürsbildungen zugrunde liegenden Ursachen. Dabei denken wir im wesentlichen an die pyodermische, varicöse oder die traumatische Genese der zu behandelnden Affektion. Goldman, Suskind und Friend sahen dann gute Erfolge, wenn der Ulceration eine einfache pyogene Basis zu eigen war, während vor allem die varicös bedingten Beingeschwüre schlechter oder gar nicht ansprachen. Natürlich ist unbedingt eine Resistenzbestimmung der Bakterienflora eines Ulcus durchzuführen. Mitchell-Heggs verwendete bei indolenten, statisch, varicös und traumatisch bedingten Ulcerationen eine Penicillincreme und beobachtete, daß die Hautgeschwüre sauberer und gesünder aussahen. Er empfiehlt nach gründlicher Reinigung des Krankheitsbereiches eine Kombination von Penicillin mit Glycerin-Ichthyol-Gelatineverbänden, die 6 Wochen liegenbleiben sollen. JOHNSON schlägt ebenfalls Penicillinanwendung vor, und auch PIPER sah gute Heilwirkung. Nach Anwendung einer 500 iE/g enthaltenden Salbe hebt HAGERMAN besonders die bemerkenswerte Beseitigung der Schmerzen hervor. Kombination einer lokalen Penicillinapplikation mit Abkühlung des Krankheitsbereiches durch Eis führten GILBERT, CALL und ROSE durch. Die sonst übliche Dauer des stationären Aufenthaltes sei durch die beschriebene Methode merklich verkürzt worden. TEMPLETON, CLIFTON und SEEBERG benutzten bei infizierten oberflächlichen Ulcerationen noch in Penicillinrohfiltrat getauchte Gaze und fanden in 13 Fällen gute Ergebnisse. Dabei machten sie die gleiche Erfahrung wie GOLDMAN und Mitarbeiter, nämlich eine ausgezeichnete Wirkung, sofern es sich nur um eine lokale Infektion handelte, und schlechtere oder keine Beeinflussung, wenn als Ursache der Geschwürsbildung eine Stasis oder gar eine Osteomyelitis vorlag. In solchen Fällen konnte höchstens die sekundäre Infektion beherrscht werden. Nach ROBERT ist Penicillinanwendung praktisch ohne Bedeutung, sowohl lokal als auch parenteral. WRIGHT und GROSS überprüften die Bakterienflora in 13 Fällen, bei denen es sich um varicöse, phagedänische, oberflächlich pyodermische sowie um sekundär nach Röntgenbestrahlung entstandene Ulcera handelte und verzeichneten 13 Versager.

NOMLAND und WALLACE weisen auf ihr Verfahren hin, ausgedehntere chronische Beingeschwüre durch Kombination von Hauttranplantationen mit Penicillinapplikation in kurzer Zeit zur Abheilung zu bringen. Schon früh wurde ja in der Dermatologie versucht, langwierige Ulcerationen durch Hauttransplantationen schneller zu heilen. Leider verhindert eine bestehende Infektion des Geschwüres oft das Haften des Transplantates. Dabei sind es insbesondere β-hämolysierende Streptokokken sowie hämolysierende Staphylokokken, die einen Mißerfolg bedingen. Die Verfasser gingen so vor, daß sie zunächst 24—48 Std vor der Gewebsüberpflanzung 3stündlich 15000 iE Penicillin parenteral verabreichten. Dann wurden kleine Epidermisstückchen in Lokalanästhesie vom Schenkel entfernt und auf einen mit isotonischer Kochsalzlösung getränkten Schwamm gelegt. Anschließend erfolgte die Übertragung auf den Geschwürsgrund. Sobald die Oberfläche des Ulcus bedeckt war, wurde eine trockene, etwa 20 Lagen dicke Mullkompresse fest aufgelegt, um die einzelnen Partikel am Ort zu fixieren. Die Penicillintherapie setzte man weitere 24—72 Std fort, während der Verband bis zu 5 Tagen liegen blieb. Mit dieser Methode erhielten sie gute Ergebnisse. TAPPEINER benutzte zu dem gleichen Zweck am Abend vor und nach der Transplantation Penicillin-Sulfonamidpuder. Die

Epidermisstückchen gingen nicht zugrunde, da die postoperative Eiterung vermieden würde. Der Verfasser sah bisher noch keinen Mißerfolg.

Was allgemein bei der Penicillinbehandlung von Beingeschwüren zu beachten ist, und welche Ergebnisse erzielt werden können, gilt natürlich bedingt auch für Ulcerationen an anderen Körperstellen. LAMB und BOYER gaben örtliche Calciumpenicillininjektionen (50000 iE/cm³) zur Behandlung chronischer Ulcerationen im röntgenbestrahlten Gewebe. In den meisten Fällen waren die Geschwüre im Anschluß an Traumen entstanden. Bei einer durchschnittlichen Heildauer von 28 Tagen gesundeten von 10 Fällen 8. LEACOCK veröffentlichte den Fall eines 8 Monate alten, bislang mit verschiedensten Methoden vergeblich behandelten, chronisch unterminierenden Ulcus des Armes, das im Anschluß an eine Vaccineinjektion entstanden war. Als pathogene Bakterien wurden hämolysierende Streptokokken gezüchtet. Der Verfasser verabfolgte nur Penicillinlösungen lokal und konnte schon nach 5 Tagen eine weitgehende Besserung feststellen. Da der Defekt außerordentlich groß war, wurde später noch eine Transplantation nach THIERSCH durchgeführt. LAMON und ALEXANDER brachten ein *Decubitalgeschwür* nach örtlichem und parenteralem Penicillin in 10 Tagen zur Abheilung.

Nach unseren Erfahrungen hat sich besonders bei ambulanten Patienten eine Kombination von Penicillinsalbe mit einem Schwammkompressionsverband bewährt. Bei genügender Penicillinempfindlichkeit der Wundkeime gelingt es in einigen Wochen, je nach Größe des Geschwürs, insbesondere statisch bedingte Ulcera gut zur Abheilung zu bringen. Besonders günstig pflegten Röntgenerosionen auf Penicillinsalbe zu reagieren, von denen wir bisher 8 Fälle in kurzer Zeit heilten.

Ferner erweist sich vielfach die Kombination dieser Lokalbehandlung mit einer Injektionstherapie als erfolgreich, bei der wir bis zu 6000000 iE Penicillin verabreichten. BLAICH gelang es, allein durch die Injektionstherapie ausgezeichnete Erfolge zu erzielen, über die er auf der Rheinisch-Westfälischen Dermatologentagung in Köln im Mai 1949 berichtete.

Ulcus tropicum.

Eine besondere Form der Beingeschwüre sind die in Süd- und Zentralamerika, Afrika, Asien, insbesondere aber in Südchina heimischen Tropengeschwüre, die vorwiegend durch eine Symbiose von fusiformen Bacillen und VINCENTschen Spirillen hervorgerufen werden und bei der Bevölkerung des Landes eine häufige Ursache für Gebrechlichkeit sind. WEBB berichtet über seine 7jährigen Erfahrungen in Südchina. Bakteriologisch fand er die fusiformen Bacillen immer, seltener jedoch die Spirillen. Örtliche Penicillinumschläge haben ihm bei dieser Affektion am besten geholfen, deren Wirksamkeit er durch intramuskuläre Penicillingaben von 15000 iE 3stündlich verstärkte. Die Gesamtdosis betrug 90000 iE. REQUE teilt ebenfalls gute Ergebnisse bei der Behandlung der Tropengeschwüre mit, und COHEN und PFAFF nennen die Penicillintherapie bei dieser Affektion geradezu „spezifisch". McLEAN und PINKERTON fanden in Südiran bei Ulcerationen bis zu 7,5 cm im Durchmesser immer Spirillen und fusiformeBacillen. Daneben stellten sie einen zweiten Geschwürstyp fest, der sich in Form eines gangränösen Prozesses rasch ausbreitete und nicht selten eine Amputation erforderlich machte. Auch diesen Autoren bewährte sich von allen bisher bekannten Medikamenten Penicillin am besten. BLANK heilte die Ulcera tropica durch parenterale Penicillininjektionen (insgesamt 360000 iE) prompt und bezeichnete das Antibioticum als das Mittel der Wahl.

Obwohl das Ulcus tropicum in der Türkei selten ist, war es MARCHIONINI möglich, einzelne Fälle dieser Krankheit in den subtropischen Gegenden Südanatoliens zu beobachten (Abb. 25). Die Penicillinbehandlung (tägliche Injektionen von 300000 iE Depotpenicillin über 4—5 Tage) führte dabei, in Kombination mit lokaler Applikation von Penicillinsalbe, zu außerordentlich guten Resultaten.

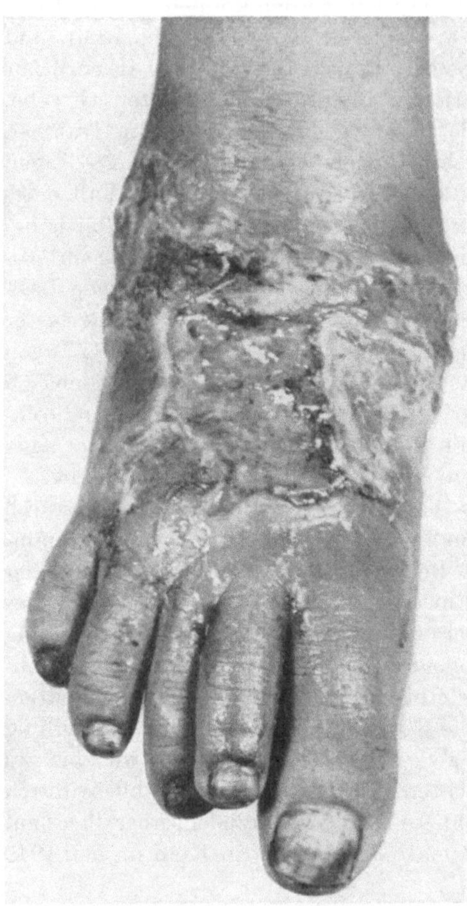

Abb. 25. Ulcus tropicum, unbehandelt. Durch intramuskuläre Penicillinbehandlung geheilt.

Variola; Varicellen.

Nach unseren heutigen Kenntnissen hat Penicillin bei Viruserkrankungen keinen Wert. So weisen KOLMER und RULE darauf hin, daß sie bei experimentellen Kuhpocken des Kaninchens weder eine therapeutische noch eine prophylaktische Wirkung feststellen konnten, obwohl nämlich in früheren Untersuchungen GOHAR und BASHALTI eine Inaktivierung der Vaccinaviren durch Penicillin gefunden zu haben glaubten. Letztere hatten mitgeteilt, daß mit Kuhpockenviren geimpfte Kaninchen keine Vaccinaefflorescenzen entwickelten, wenn innerhalb von 24 Std mit Penicillin parenteral behandelt wurde. Eine spätere Verabreichung des Antibioticums beeinflußte indessen den Ausbruch der Krankheit nur im verzögernden Sinne oder überhaupt nicht. Auf Grund dieser Untersuchungsergebnisse hatten sie eine versuchsweise Penicillintherapie der Variola empfohlen. Tatsächlich war aber Penicillin bei der Behandlung der echten Blattern bereits vor dieser Empfehlung probeweise gegeben worden. So berichteten JEANS, JEFFREY und GUNDERS über 4 Patienten, die wegen konfluierender Blattern im Eruptionsstadium das Antibioticum erhalten hatten. Aus den Pusteln ließ sich ein Staphylococcus aureus isolieren. Der gesamte Körper war bei allen 4 Kranken mit zahlreichen Pusteln bedeckt, die teilweise zu größeren Herden zusammenflossen. Alle Patienten schienen verloren zu sein. Es gelang jedoch, durch Penicillinapplikation 3 am Leben zu erhalten. Die Verfasser führen die auftretende Intoxikation auf die sekundäre Infektion der Bläschen zurück, die in 3 der 4 vorliegenden Fälle durch Penicillin doch noch unter Kontrolle gebracht werden konnte. Eine eigentliche Beeinflussung des Virus findet also nicht statt. Die gleichen Erfahrungen machten FOULIS wie auch DIXON. Sie heben hervor, daß nach Einleitung der Penicillintherapie die Efflorescenzen sich nicht weiter ausbreiteten, vor allem aber nicht weiter pustulös wurden. Auf die Beobachtungen von GROUPE und RAKE hinsichtlich der möglichen Bedeutung von Penicillinballaststoffen bei Viruserkrankungen wiesen wir im Kapitel IV bereits hin.

An dieser Stelle sei noch die Mitteilung von GOLDMAN, SUSKIND und FRIEND angeführt, die dem Penicillin einen möglichen Wert bei *Varicellen* beimessen, da sich durch Unterdrückung einer sekundären Infektion eine nachfolgende Narbenbildung vermeiden lasse.

Verbrennungen.

CLARK und Mitarbeiter heben die führende Rolle pathogener Staphylokokken und Streptokokken hervor, die diese bei der Verzögerung oder gar Verhinderung einer Heilung nach Verbrennungen spielen. Vor allem sind es hämolysierende Streptokokken, die an diesem Ereignis maßgeblich beteiligt sind. Die Verfasser benutzten in 54 Verbrennungsfällen zur Behandlung eine Penicillincreme, die in der Lage war, die Superinfektion zu beseitigen. HAGERMAN berichtete ebenfalls über gute Ergebnisse. Eine günstige Beeinflussung sekundärer Infektionen erreichten auch GOTTSCHALK, ENGMAN und Mitarbeiter, und GOLDMAN,

Suskind und Friend halten die Penicillinverabreichung bei Verbrennungen für entschieden angezeigt.

Gut auf Penicillin sprechen Verbrennungen III. Grades an, wie Resl und auch Svata betonten. Ersterer behandelte schwerverbrannte Kinder sehr erfolgreich mit 200000 iE, stündlich zu je 10000 iE intramuskulär injiziert.

Empfehlenswert ist die Penicillinbehandlung bei Verbrennungen auch dann, wenn Transplantationen zur Deckung größerer Epidermisdefekte durchgeführt werden sollen (s. Ulcus cruris). Hirshfeld, Pilling, Buggs und Abott sowie auch Lam und McClure stellten fest, daß intramuskuläre Verabreichung von Penicillin das Haften von Hauttransplantaten in einem hohen Prozentsatz günstig beeinflußt. Diese Wirkung ist natürlich auf die Unterdrückung sekundärer Infektionen zurückzuführen. Nomland und Wallace bestätigen diese Erfahrungen. Auch Levenson und Lund sowie Tappeiner machen sich die bakteriostatische bzw. bactericide Wirkung des Antibioticums zu Nutze und verabreichen das Medikament bei allen notwendig werdenden Hautübertragungen nach Verbrennungen. In 67 Fällen konnten Anderson und Keefer zu 78% ein Haften des Transplantates erreichen, in 7% nur ein teilweises Angehen. Die Ergebnisse waren noch besser, wenn Penicillin bereits vor Durchführung der Hautübertragungen verabfolgt wurde.

Frühzeitige Anwendung von Penicillin-Borsalbeverbänden, die meist mehrere Tage liegenblieben, führten bei kleineren Verbrennungen an der Universitäts-Hautklinik Hamburg fast immer zu sehr befriedigenden Erfolgen. In 2 Fällen ausgedehnterer Verbrennungen (etwa 25 bzw. 30% der Körperoberfläche betroffen) erzielten wir nach sofortiger Penicillinverabreichung mit Gesamtdosen von 3 bzw. 6 Mill. iE einen auffallend komplikationslosen Heilverlauf in 4 bzw. 6—8 Wochen. Schockzustand, Koma und stärkere toxische Erscheinungen blieben überhaupt aus. Bluttransfusionen und Dauertropfinfusionen waren nicht erforderlich. Zusätzlich hatten wir noch Antistin, Methionin sowie in einem Fall lokal Aureomycin gegeben. Ganz besonders bei ausgedehnteren Verbrennungen besteht ja eine unserer wichtigsten Aufgaben von Anfang an darin, eine übermäßige Toxinbildung durch Überhandnehmen der Wundbakterien zu verhindern, ein Ziel, das heute mit Hilfe der bakteriostatischen Eigenschaften des Penicillins, genügende Penicillinempfindlichkeit der Mikroben natürlich vorausgesetzt, in einem nicht geringen Prozentsatz der Fälle auch tatsächlich erreicht werden kann.

Literatur.

ABEL, S., C. J. FARMER and J. DEUCETTE: Observations on vaginal absorption of penicillin. Amer. J. Obstetr. and Gyn. **55**, 461 (1948).

ABRAHAM, E. P., and E. CHAIN: An enzyme from bacteria able to destroy penicillin. Nature (Lond.) **146**, 837 (1940).

— — C. M. FLETCHER, H. W. FLOREY, A. D. GARDNER, N. G. HEATLEY and M. A. JENNINGS: Further observations on penicillin. Lancet **1941 II**, 177.

—, and E. S. DUTHIE: The effect of pH. of the medium on activity of streptomycin and penicillin. Lancet **1946 I**, 455.

ABRAHAMS, A. M.: Cutaneous anthrax treated with penicillin. Brit. med. J. **1945**, 771.

AGNETA, J. O., u. A. TORRES ZAVALETA: Unsere Erfahrungen mit einigen neueren Behandlungsmethoden in der Dermatologie. Ref. M. I. QUIROGA, Sitzgsber. UNNA-Tagung Hamburg, 24. 26. Sept. 1948. Arch. f. Dermat. **189**, 182 (1949).

ALDRICH, C. A., and C. A. HOLMES: Treatment of impetigo neonatorum with minimal doses of penicillin. Amer. J. Dis. Childr. **72**, 279 (1946).

ALECHINSKY, A.: Essais de traitement de la teigne par la pénicilline. Arch. Dermat. (Belg.) **3/4**, 492 (1947). Ref. Excerpta med. XIII **1948**, 1390.

— Meeting of the Société Belge de Dermato-Syphiligraphie on November 10th, 1946. Le Scalpel **100**, 63 (1947). Ref. Excerpta med. XIII **1947**, 700.

ALTMANN, G.: Über einen Fall von Penicillinheilung bei Gesichtserysipel nach vorausgegangener Sulfonamidschädigung. Z. Hautkrkh. usw. **7**, 56 (1949).

ANDERSON, D. G., and CH. S. KEEFER: The therapeutic value of penicillin. Ann Arbor (Mich): J. W. Edwards 1948.

ANDRINI, F.: Grave eritrodermia allergica da penicilina. Riforma med. **63**, 80 (1949). Ref. Excerpta med. XIII **1949**, 2555.

ARANDES ADAN R.: Paniculitis nodular recidivante febril no supurada (enfermedad de Weber-Christian). Med. Clin. **12**, 25 (1949). Ref. Excerpta med. XIII **1950**, 377.

ARNOLD, W. T., and M. D. LEVY: Coccidioidomycosis treated with penicillin. South. med. J. **39**, 609 (1946).

BÄR, F.: Chemotherapeutische Versuche mit Penicillin bei der experimentellen Infektion der Maus mit Schweinerotlauf. Z. Hyg. **129**, 1 (1949).

BALIÑA, P. L.: Sarcomatosis de KAPOSI. Beneficio de la penicillina en un caso. Rev. argent. Derm. sifilol. **33**, 68 (1949). Ref. Excerpta med. XIII **1950**, 1053.

—, y C. F. MALBRAN: Estafilodermia en placas multiples. Acne conglobata en un enfermo portador de una osteomielitis cronica. Rev. argent. Derm. sifilol. **30**, 149 (1946). Ref. Excerpta med. XIII **1947**, 417.

BARAC, G.: Essais thérapeutiques avec la pénicilline dans certaines infections cutanées. Rev. med. Liège **2**, 174 (1947). Ref. Excerpta med. XIII **1947**, 2503.

BARBER, M.: Coagulase-positive staphylococci resistant to penicillin. J. of Path. **59**, 372 (1947).

— Staphylococcal infection due to penicillin-resistant strains. Brit. med. J. **1947**, 863.

— M. NELLEN and M. ZOOB: Erysipeloid of Rosenbach, response to penicillin. Lancet **1946 I**, 125.

Barefoot, S. W., and S. Olansky: Report of a patient tolerating crystalline penicillin without reaction after repeated cutaneons reactions to crude penicillin. North Carolina med. J. 8, 82 (1947).

Barksdale, E. E., D. M. Frost and J. J. Nolan: Reactions from penicillin. With case report of one fatality. U.S. nav. med. Bull. 48, 883 (1948).

Barwasser, N. C.: The present status of penicillin in dermatology. A résumé. Illinois med. J. 93, 31 (1948).

Benedek, T.: Blastomycosis Gilchrist (North American type). The first case on record successfully treated with penicillin. With a survey of the literature concerning the treatment of deep-seated mycosis by penicillin and or sulfonamides. Urologic Rev. 53, 216 (1949).

Benedetti, G., u. C. Conti: Dermatomiosite (Studio clinico ed etiopatogenetico di due osservazioni). Omnia Medica Suppl. 2, 3 (1949). Ref. Excerpta med. XIII 1949, 2900.

Bentzen, A. J.: Hidrosanitis axillaris. Ugeskr. Laeg. (dän.) 110, 1274 (1948). Ref. Excerpta med. XIII 1949, 1596.

Bersano Begey, A.: Quattro casi di idrosadenite trattati con penicillina in sospensione. Giorn. Batter. 36, 191 (1947). Ref. Excerpta med. XIII 1949, 998.

Beyer, K. H. u. Mitarb.: The inhibitory effect of caronamide on the renal elimination of penicillin. Amer. J. Physiol. 149, 355 (1947).

Bianchi, G. E.: Die Penicillinbehandlung der Lymphocytome. Dermatologica 100, 270 (1950).

Bigger, J. W.: Inactivation of penicillin by serum. Lancet 1944 II, 400.

Black, J. B. jr., J. W. Thomas and W. R. Graham and D. Guerry: Varied allergic reactions to penicillin. Virgin. med. Mthl. 75, 505 (1948).

Blaich, W.: Penicillin-Nebenwirkungen und ihre Deutung. Z. Hautkrkh. usw. 7, 308 (1948).

— Untersuchungen über den Wirkungsmechanismus des Penicillins. I. Mitteilung. Arch. f. Dermat. 188, 340 (1949).

— Untersuchungen über den Wirkungsmechanismus des Penicillins. II. Mitteilung. Arch. f. Dermat. 188, 348 (1949).

— zusammen mit F. Ehring: Untersuchungen über den Wirkungsmechanismus des Penicillins. III. Mitteilung. Arch. f. Dermat. 188, 676 (1949).

— zusammen mit B. Tüshaus: Kolloidosmotische Bestimmungen als Maß für den kapillarerweiternden Effekt des Penicillins. Arch. f. Dermat. 188, 683 (1949).

Blank, H.: Tropical phagedenic ulcer (Vincent's ulcer). Amer. J. trop. Med. 27, 383 (1947).

Böger, A., u. H. Gros: Die Behandlung der Dermatomyositis mit Penicillin. Dtsch. med. Wschr. 1949, Nr 29/30, 924.

Boelter, M., and A. Hatoff: The Shwartzman phenomenon with penicillin. Report of case. Arch. of Pediatr. 66, 335 (1949).

Boger, W. P., C. F. Kay, S. H. Eisman and E. E. Yoeman: Caronamide, a compound that inhibits penicillin excretion by the renal tubules, applied to the treatment of subacute bacterial endocarditis. Amer. J. med. Sci. 214, 493 (1947).

Bondi, A., and C. C. Dietz: Production of penicillinase by bacteria. Proc. Soc. exper. Biol. a. Med. 56, 132 (1944).

—, E. H. Spaulding, D. E. Smith and C. C. Dietz: A routine method for the rapid determination of susceptibility to penicillin and other antibiotics. Amer. J. med. Sci. 213, 221 (1947).

Borota, A.: Actinomycosis cases treated with penicillin. Rev. of Dermat. 271 (1947). Ref. Excerpta med. XIII 1948, 439.

BOUCHARD: C. r. Acad. Sci. Paris 108, 713 (1889).

BOULAY, G. H. DU: Penicillin cream of low concentration. Brit. med. J. 1946, 50.

BOWYER, H. W.: Actinomycotic empyema. Brit. med. J. 1949, 848.

BRAUN, CH.: Ein Beitrag zur Bestimmung der Penicillinempfindlichkeit von Mikroben. Diss. Hamburg 1950.

BRENES IBARRA A. A., e A. ROMERO: Terapéutica de la reacción lepromatosa. Diversos esquemas de tratamiento experimentados en el Sanatorio Nacional de las Mercedes de Costa Rica. Rev. méd. Costa Rica 815, 173 (1948). Ref. Excerpta med. XIII 1950, 1009.

BROCKSALER, F.: Penicillinbehandlung bei Rattenbißfieber. J. of Pediatr. 5 (1945). Ref. Z. Hautkrkh. 3, 377 (1947).

BRUWER, A.: Actinomycosis — with special reference to its pathogenesis, its treatment and its cure with penicillin. Clin. Proc. 5, 59 (1946).

BURCKHARDT, W.: Zur Behandlung der Pyodermien. Ther. Umsch. 4, 36 (1947). Ref. Excerpta med. XIII 1948, 1085.

BURROWS, A., B. RUSSELL and H. B. MAY: The treatment of sycosis barbae by penicillin cream. Brit. J. Dermat. 57, 97 (1945).

CALLAWAY, J. L., J..M. ARENA, R. O. NOOJIN and K. A. RILEY: Pemphigus, successful treatment with penicillin: report of a case. J. of Pediatr. 28, 592 (1946).

CANIZARES, O.. Penicillin in dermatology. Arch. of Dermat. 54, 10 (1946).

CARLINFANTI, E., and F. MORRA: Use of a tourniquet to prolong the effect of penicillin. Lancet 1947 I, 521.

CARNEVALE, A.: Su di un caso di stomatite gangrenosa guarita con penicillina. Riv. Clin. pediatr. 45, 54 (1947). Ref. Excerpta med. XIII 1948, 2823.

CARPENTER, C. C.: Treatment of familial benign chronic pemphigus. Rapid improvement with penicillin therapy. Arch. of Dermat. 58, 80 (1948).

—, and W. H. HALL: Treatment of dermatitis herpetiformis with penicillin. Arch. of Dermat. 51, 241 (1945).

CARRILLO, F. P., y A. CASTANE DECOUD: Actinomicosis cervico facial tratada con penicillina. Rev. argent. Dermat. 30, 161 (1946). Ref. Excerpta med. XIII 1947, 368.

CERNOHORSKY, J.: Recent results in the treatment of skin diseases with penicillin. Československa Dermat. 22, 59 (1946). Ref. Excerpta med. XIII 1948, 518.

CHAIN, E.: Chemical properties and structure of the penicillins. Endeavour 27, 83 (1948); 28, 152 (1948).

— H. W. FLOREY, A. D. GARDNER, N. G. HEATLEY, M. A. JENNINGS, J. ORR-EWING and A. G. SANDERS: Penicillin as a chemotherapeutic agent. Lancet 1940 II, 226.

CHAUDHURI, K. C.: Cancrim oris treated successfully with penicillin. Indian J. of Pediatr. 13, 124 (1946).

CLARK, A. M. u. Mitarb.: Penicillin and propamidine in burns-Elimination of haemolytic streptococci and staphylococci. Lancet 1943 I, 605.

CLUTTERBUCK, D. W., R. LOVELL and H. RAISTRICK: Studies in the biochemistry of microorganisms. XXV: The formation from glucose by members of the penicillium chrysogenum series of a pigment, an alkali-soluble protein and penicillin — the antibacterial substance of Fleming. Biochemic. J. 26, 1907 (1932).

COHEN, T. M., and R. O. PFAFF: Penicillin in dermatologic therapy. Arch. of Dermat. 51, 172 (1945).

COLEMAN, R., and W. SAKO: Treatment of multiple furunculosis with penicillin. J. amer. med. Assoc. 126, 427 (1944).

Coles, R. B., A. N. Barker, E. A. Robertson and S. T. Cowan: Agar for local penicillin therapy. Lancet 1945 I, 720.

Combes, F.: Zit. nach Templeton u. Mitarb., Cutaneons reactions to penicillin Arch. of Dermat. 56, 325 (1947).

Constantini, H.: Pénicilline et clou de Biskra. L'Afrique franç. chirurg., Algiers 5, 295 (1947). Ref. Excerpta med. XIII 1948, 2718.

Cormia, F. E., and W. D. Alsever: Uses and abuses of penicillin in dermatology. Arch. of Dermat. 54, 136 (1946).

— L. Y. Jacobson u. E. L. Smith: Reactions to penicillin. Bull. U.S. Army M. Dep. 4, 694 (1945).

— G. M. Lewis and M. E. Hopper: Experimental aspects of penicillin sensitization with special reference to conjoint sensitization to superficial fungous disease. J. invest. Dermat. 7, 375 (1947).

—, and R. H. Maschmeyer: M. Bull. Europ. Theat. Op. 23, 1 (1944).

Costello, M. J.: Erysipeloid treated successfully with injections of penicillin. Arch. of Dermat. 52, 400 (1945).

Crawford, C. T., and E. F. King: Value of penicillin in treatment of superficial infections of eyes and lid margins. Brit. J. Ophthalm. 28, 373 (1944).

Cross, W. G.: Oral reactions to penicillin. Brit. med. J. 1949, 171.

Cuilleret, M. P.: Aperçu des possibilités de la pénicilline en thérapeutique dermatologie. J. Méd. Lyon 27, 601 (1946). Ref. Excerpta med. XIII 1947, 1819.

Cuilleret, P., et R. Moindrot: Erythème noueux et erythème polymorphe. Traitement par la pénicilline. Bull. Soc. franç. Dermat. 1, 81 (1948).

Curtis, G. H., u. W. Netherton: Cutaneous blastomycosis. Cleveld clin. Quart. 14, 47 (1947).

Da Cunha A. M. u. Mitarb.: Ref. K. R. Hill, G. M. Findlay u. A. MacPherson, Treatment of yaws with penicillin. Lancet 1946 II, 522.

Daïnow, J.: Traitement local des pyodermites par la penicilline. Praxis 37, 598 (1948). Ref. Zbl. Hautkrkh. 73, 21 (1949).

Dawson, M. H., E. Chaffer, G. L. Hobby u. K. Meyer: Penicillin as a chemotherapeutic agent. J. clin. Investig. 20, 434 (1941).

Dean, G.: „Benadryl" treatment of penicillin allergy. Brit. med. J. 1947, 823.

Debré, R., S. Kaplan et Royer: Heureux effets de la pénicilline à hautes doses sur un cas d'actinomycose généralisée, traitée au stade ultime de la maladie. Arch. franç. pédiatr. 3, 331 (1946).

de Magistris, L.: Su alcuni di foruncolosi generalizzata con glomerulonefrite consecutiva guariti con penicillina. Il progresso med. Napoli 3, 438 (1947).

Denhoff, E., and M. H. Kolodny: Cutaneous diphtheria and tropical ulcers. Arch. of Dermat. 55, 360 (1947).

Dennie, Ch. C., and D. B. Morgan: Use of large daily injections of penicillin emulsion in dermatology. J. Missouri med. Assoc. 43, 539 (1946).

Denny, E. R., P. L. Shallenberger and H. D. Pyle: Clinical observations in use of penicillin. J. Oklahoma med. Assoc. 37, 193 (1944).

Denston, R., and K. A. Lees: The stability of penicillin solutions. Quart. J. Pharmacy a. Pharmacol. 19, 322 (1946).

Derzavis, J. L., u. J. Beinstein: Haemorrhagic, gangrenous, exfoliative dermatitis following penicillin in oil and beeswax, combined immediate and delayed reactions. Med. Ann. Distr. Columbia 17, 32 (1948).

Desai, S. C.: Treatment of erysipeloid with penicillin. Indian J. med. Sci. 2, 182 (1948). Ref. Excerpta med. XIII 1949, 870.

Dittrich, O.: Penicillin bei Hautkrankheiten. Z. Hautkrkh. usw. 1947, 276.

— Erythematodes actus mit Lungenbefund, behandelt mit Penicillin. Sitzgsber. UNNA-Tagung Hamburg, 24.—26. Sept. 1948. Arch. f. Dermat. 189, 158 (1949).

Dixon, C. W.: Smallpox in Tripolitania, 1946: an epidemiological and clinical study of 500 cases, including trials of penicillin treatment. J. of Hyg. **46**, 351 (1948).

Dobson, L., and W. C. Cutting: Penicillin and sulfonamides in the therapy of actinomycosis. J. amer. med. Assoc. **128**, 856 (1945).

Doerr, K. H.: Penicillinbehandlung bei Sklerodermie. Hautarzt **2**, 75 (1950).

Dolkart, R. E. u. Mitarb.: The rôle of the plasma protein fractions in the action and transport of penicillin. J. Labor. a. clin. Med. **33**, 1608 (1944).

Dorner, G.: Richtlinien zur Anwendung von Depot-Penicillinen. Hautarzt **8**, 346 (1950).

D'Ors Perez, J. P.: Póstula maligna tratada con penicilina. Med. y Cirurg. Guerra **9**, 589 (1947). Ref. Excerpta med. XIII **1949**, 873.

Dostrovsky, A., J. Gurevitch and R. Rozansky: On the problem of the use of penicillin in skin and venereal diseases. Harefuah **31**, 205 (1946). Ref. Excerpta med. XIII **1948**, 3304.

—, and F. Sagher: Failure of sulphonamides and penicillin in maduromycosis. Lancet **1948** I, 177.

Duguid, J. P.: The sensitivity of bacteria to the action of penicillin. Edinburgh. med. J. **53**, 401 (1946).

Dupérié, P. Rumeau et R. Castaing: Deux cas d'agranulocytose traités par la pénicilline. Guérison J. Méd. Bordeaux **125**, 33 (1948). Ref. Brit. J. Dermat. **33** (1948).

Dupont: Meeting of the Société Belge de Dermato-Syphiligraphie on Nov. 10th, 1946. Le Scalpel **100**, 62 (1947). Ref. Excerpta med. XIII **1947**, 1020.

Durand, G.: Erysipèle désespéré, guéri par la pénicilline. Ann. de Dermat. **6**, 821 (1946).

Duvalier, F.: La valeur de la pénicilline dans le traitement du pian en Haiti. L'Union Médicale **77**, 17 (1948). Ref. Excerpta med. XIII **1950**, 259.

Dwinelle, J. H., A. J. Sheldon, C. R. Rein and T. H. Sternberg: Evaluation of penicillin in the treatment of yaws. Amer. J. trop. med. **27**, 633 (1947).

Eckstein, A.: Ref. A. Marchionini, Zur Penicillinbehandlung gangränöser Erkrankungen der Haut: Noma, Ecthyma gangraenosum infantum, Ulcus phagedaenicum. Sitzgsber. UNNA-Tagung Hamburg, 24.—26. Sept. 1948. Arch. f. Dermat. **189**, 163 (1949).

Ehrlich, J. C.: Erysipelothrix rhusiopathiae infection in man. Arch. int. Med. **78**, 565 (1946).

Ellinger and Shattock: Nicotinamide deficiency after oral administration of penicillin. Brit. med. J. **1946**, 611.

Emmerich, R., u. O. Löw: Z. Hyg. **36**, 9 (1901).

—, u. Saida: Über die morphologischen Veränderungen der Milzbrandbacillen bei ihrer Auflösung durch Pyocyanase. Zbl. Bakter. **27**, 776 (1900).

Ercoli, N., M. N. Lewis and L. J. Moench: Antibacterial activity of penicillin in experimental infections of mice with C. diphtheriae. J. of Pharmacol. **84**, 120 (1945).

Erdélyi, A. J.: Contribution to the specific immune therapy of abdominal actinomycosis and its combination with penicillin. Univ. Hautklinik Debrecen **1946**, 205. Ref. Excerpta med. XIII **1948**, 438.

Erdmann: Örtliche Anwendung von Penicillin in Form des „live dressing". Med. Klin. **1949**, 1035.

Faget, G. J., and R. C. Pogge: Penicillin used unsuccessfully in treatment of leprosy. Internat. J. of Leprosy **12**, 7 (1944).

FARRINGTON, S., and J. TAMURA: Cutaneous testing in a case of exfoliative dermatitis caused by penicillin. Arch. of Dermat. **56**, 807 (1947).

FERGUSON, L. K., E. A. HAND and J. H. STRAUCH: Treatment of erysipeloid of Rosenbach with penicillin. U.S. nav. med. Bull. **47**, 150 (1947).

FERLAINO, F. R.: The newer uses of topical penicillin in the treatment of dermatologic infections. Industr. Med. **15**, 569 (1946). Ref. Excerpta med. XIII **1947**, 2500.

FERNET et LE BARON: Sycosis lupoide traité par la pommade à la pénicilline. Bull. Soc. franç. Dermat. **1946**, 828. Ref. Excerpta med. XIII **1949**, 128.

FERREIRA-MARQUES u. NICO VANUDEN: Sitzgsber. 21. Dtsch. Dermat.-Kongr., Heidelberg 5.—9. Okt. 1949. Arch. Dermat. (im Druck).

FINDLAY, G. M. u. Mitarb.: Ref. K. R. HILL, G. M. FINDLAY u. A. MACPHERSON, Treatment of yaws with penicillin. Lancet **1946** II, 522.

FINKLE, T. H.: Impetigo contagiosa treated parenterally with penicillin-bees wax. J. invest. Dermat. **8**, 167 (1947).

FITZGERALD, P. J.: Fatal bulleous dermatitis with multiple lesions of the mucous membranes. U.S. navy. med. Bull. **47**, 134 (1947).

FLANDIN, C.: Le traitement du zona par la pénicilline. Bull. Soc. méd. Hôp. Paris **64**, 415 (1948). Ref. Excerpta med. XIII **1949**, 1252.

FLEMING, A.: Penicillin. London: Butterworth and Co. 1946.

FLOCH, H., et P. DE LAJUDIE: Traitement pratique du pian par la pénicilline en suspension dans l'huile d'olive. Bull. Soc. Path. exot. Paris **40**, 1 (1947). Ref. Excerpta med. XIII **1948**, 2728.

FLOREY, M. E., and H. W. FLOREY: General and local administration of penicillin. Lancet **1943** I, 387.

FÖLDVÁRI, F.: The use of penicillin in dermato-venereology. Börgyógyasz. Szemle **1947**, 337. Ref. Excerpta med. XIII **1949**, 1034.

FÖLSCH, F.: Nebenwirkungen des Penicillins. 4. Penicillintag, 26. 10. 1946 in Gießen. Ref. Z. Hautkrkh. usw. **12**, 368 (1946).

FOULIS, M. A.: Confluent smallpox treated with penicillin. Brit. med. J. **1945**, 910.

FRANK, L., and H. H. PERLMAN: Rat bite fever caused by Spirillum minus treated with penicillin. Arch. of Dermat. **27**, 261 (1948).

FRANKS, A. G., W. L. DOBES and D. ROMANO: Penicillin in the treatment of cutaneous disease. Arch. of Dermat. **52**, 14 (1945).

—, and H. G. TAYLOR: Cutaneous blastomycosis complicated by meningitis. Arch. of Dermat. **48**, 88 (1943).

FREUDENREICH: Amer. Therograph **1889**.

GALLARDO, E.: Sensitivity of bacteria from infected wounds to penicillin: (II) Results in 112 cases. War. Med. **7**, 100 (1945).

GARROD, L. P.: The laboratory control of penicillin treatment. Brit. med. J. **1944** I, 528.

GATE, J., P. CUILLERET et P. BONDET: Trois observations de pyodermite végétante de Hallopeau: Considérations cliniques, pathogéniques et thérapeutiques. J. Méd. Lyon **28**, 531 (1947). Ref. Excerpta med. XIII **1948**, 2748.

GERBER, I. E., G. SHWARTZMAN and G. BAEHR: Penetration of penicillin into foci of infection. J. amer. med. Assoc. **130**, 761 (1946).

GILBERT, R. A., R. A. CALL and D. J. ROSE: The clinical results of combined penicillin and ice therapy. Bull. Hopkins Hosp. **84**, 245 (1949).

GLASSER, R.: Pemphigus subaigu malin à bulles extensives ayant résisté au moranyl, actuellement blanchi par la pénicilline. Ann. de Dermat. **6**, 817 (1946).

GÖTZ, H.: Penicillinüberempfindlichkeit infolge Gruppensensibilisierung nach Erythrasma. Hautarzt **1950**.

— K. KEHRER u. H. MÜLLER: Über Penicillinnebenwirkungen. Arch. f. Dermat. **190**, 125 (1950).

Götz, H.: u. P. A. Runge: Ein Beitrag zur Isolierung von Staphylokokken gesunder Haut sowie zur Bestimmung ihrer Pathogenität und Penicillinresistenz. Klin. Wschr. **1950**.

Gohar, M. A., and A. Bashalti: The effect of penicillin on the vaccinia virus. Trop. Med. Hyg. **49**, 115 (1946).

Gold, J. M.: Impetigo treated with sodium penicillin cream. Brit. med. J. **1945**, 152.

Goldman, L.: Cheilitis from local use of penicillin in mouth. Arch. of Dermat. **53**, 113 (1946).

— F. Friend and L. M. Mason: Dermatitis from penicillin. J. amer. med. Assoc. **131**, 883 (1946).

— R. R. Suskind u. F. Friend: Topical penicillin therapy. Arch. of Dermat. **55**, 793 (1947).

Gordon, E. J.: Delayed serum sickness reaction to penicillin. J. amer. med. Assoc. **131**, 727 (1946).

Gottschalk, H. R., M. F. Engman jr., M. Moore u. R. S. Weiss: Penicillin ointment in the treatment of some infections of the skin. Arch. of Dermat. **53**, 226 (1946).

Graessle, O. E., and B. M. Frost: Induced in vitro resistance of staphylococci to streptomycin and penicillin. Proc. Soc. exper. Biol. a. Med. **63**, 171 (1946).

Grasset, J. Levy et Radziensky: Un épidemie de pemphigus du nouveau-né enrayée par la pénicilline. Gynéc. et Obstétr. **46**, 99 (1947).

Grey, Ch. G.: Effects of penicillin on erysipelothrix rhusiopathiae and on mice infected with that organism. Vet. Med. **42**, 71 (1947). Ref. Excerpta med. XIII **1948**, 1823.

Griffin, J. R., R. H. Shanahan and C. E. de Angelis: Treatment of cutaneous anthrax with penicillin. N. Y. J. Med. **48**, 1718 (1948).

Griveaud, E., et J. Achard: Un succès de la pénicillinothérapie dans un cas grave de maladie de Ritter. J. Med. Lyon **28**, 560 (1947). Ref. Excerpta med. **1948**, 1090.

Grosch, W.: Beitrag zur Behandlung der Tuberculosis cutis verrucosa. Z. Hautkrkh. usw. **6**, 315 (1949).

Groupe, G., and Rake: Redaktionsbericht. Brit. med. J. **1948**, No 4555, 795. Ref. Z. Hautkrkh. usw. **7**, 76 (1949).

Grunberg, E., R. J. Schnitzer and C. Unger: Mechanism of topical effect of penicillin G in experimental local streptococcol infections. Yale J. Biol. a. Med. **20**, 479 (1948).

György, P. u. Mitarb.: Administration of penicillin by mouth. J. amer. med. Assoc. **127**, 639 (1945).

Haack, K.: Lokalbehandlung mit Penicillin in der Allgemeinpraxis. Ther. Gegenw. **52** (1949).

Hadida, E., L. Chevrot u. R. Muller: Deux cax de pemphigus, subaigu malin á bulles extensives. Échec du traitement pénicilliné. L'Algérie Med. **50**, 630 (1947). Ref. Excerpta med. XIII **1949**, 315.

Hagen, K.: Die lokale Penicillinbehandlung. Z. Hautkrkh. usw. **3**, 111 (1948).

Hagerman, G.: Penicillin in dermatology. Acta dermato-vener. (Stockh.) **28**, 95 (1948).

Hallet, H. H.: Ref. J. L. Miller, J. J. Rodriquez u. A. H. Domonkos: Evaluation of penicillin in topical therapy. N. Y. State J. Med. **47**, 2316 (1947).

Halter, K.: Zur Frage der Penicillinwirksamkeit bei Dermatomyositis. Dermat. Wschr. **1950**, 222.

Hamilton, A. J. C., and H. J. R. Kirkpatrick: Actinomycosis successfully treated with penicillin. Brit. med. J. **1945**, 728.

HAMILTON, L. C., and P. E. THOMPSON: Treatment of cryptococcic meningitis with penicillin. Amer. J. Dis. Childr. **72**, 334 (1946).

HAMM, W. G., and G. ONARY: Penicillin therapy in phagedenic ulcer (Tropical sloughing phagedena). U.S. navy med. Bull. **43**, 981 (1944).

HANDIN, DEGOS et GOUGEROT: Ref. MERKLEN u. Mitarb.: Succès et échec dans le traitement des érythrodermies médicamenteuses par la pénicilline. Paris méd. **38**, 65 (1948). Excerpta med. XIII **1949**, 269.

HANNER, V.: Über Penicillin und Penicillinbehandlung bei akuter ulceröser Stomatitis. Sv. Tandläk.tidskr. **1947**, 327. Ref. Z. Hautkrkh. usw. **7**, 77 (1949).

HANSEN, S. T. u. Mitarb.: Penicillinsalve ved subcutane Betaendelser. Kliniske og bakteriologiske Unders gelser. Nord. Med. **40**, 1937 (1948). Ref. Excerpta med. XIII **1949**, 1344.

HASLAUER, O.: Wien. klin. Wschr. **1948**, 331.

HASWELL, R. E., and J. F. WILKINSON: Allergic reactions to parenteral penicillin. Lancet **1946** II, 308.

HAZEN, H. H.: Acne indurata in identical twins by penicillin. Arch. of Dermat. **53**, 232 (1946).

HEILMAN, D. H., and W. E. HERRELL: Penicillin in treatment of experimental infections due to erysipelothrix rhusiopathiae. Proc. Staff Meet. Mayo Clin. **19**, 340 (1944).

HEINLEIN, J. A., C. C. CARPENTER, A. YAGUDA and J. C. WYSE: Efficacy of penicillin ointment. U.S. navy med. Bull. **46**, 1237 (1946).

HEINLEIN, M.: Erfahrungen bei der lokalen Behandlung mit Penicillin. Dtsch. Gesdh.wes. **2**, 578 (1947).

HELLERSTRÖM, S.: Fälle von Akrodermatitis atrophicans (Herxheimer) behandelt mit Penicillin (1946/47). Sitzgsber. UNNA-Tagung Hamburg, 24.—26. Sept. 1948. Arch. f. Dermat. **189**, 157 (1949).

HELLIER, F. F.: Use of penicillin in dermatology. Brit. J. Dermat. **59**, 249 (1947).

—, and G. A. HODGSON: Penicillin in skin conditions in the army. Lancet **1945** II, 462.

HENDRICKSON, G. G., and E. P. LEHMANN: Cervicofacial actinomycosis successfully treated by penicillin without surgical drainage. J. amer. med. Assoc. **128**, 438 (1945).

HENNEBERG, A.: Ein Fall von Noma durch Penicillin und Salvarsan geheilt. Z. Hautkrkh. usw. **4**, 113 (1948).

HERRELL, W. E., D. R. NICHOLS and D. H. HEILMAN: „*Penicillin*" — its usefulness, limitations, diffusion und detection, with analysis of 150 cases in which it was employed. J. amer. med. Assoc. **125**, 1003 (1944).

HILL, K. R., G. M. FINDLAY and A. MACPHERSON: Treatment of yaws with penicillin. Lancet **1946** II, 522.

HINMAN, A. T., G. F. WARNER and. J. G. LI: Delayed reactions following penicillin therapy. California Med. **112** (1946).

HIRSCH, J.: Istanbul Seririyati **26**, 5 (1944).

HIRSHFELD, J. W., M. A. PILLING, C. W. BUGGS and W. E. ABOTT: Penicillin and skin grafting. J. amer. med. Assoc. **125**, 1017 (1944).

HOBBS, B. C., H. L. CARRUTHERS and J. GOUGH: Sycosis barbae. Lancet **1947** II, 572.

HOBBY, G. L., K. MEYER and R. CHAFFER: Chemotherapeutic activity of penicillin. Proc. Soc. exper. Biol. Med. **50**, 285 (1942).

HODGSON, G. A.: Penicillin in Erysipeloid-therapy, 2 cases. Brit. med. J. **1945**, 483.

HOFFMANN, B. J.: Topical use of penicillin in treatment of pyoderma. Arch. of Dermat. **55**, 630 (1947).

HOFFMAN, W. S.: Penicillin; its use and possible abuse. J. amer. med. Assoc. **34**, 89 (1947).

HOLEWKA, H.: Ref. ERDMANN, Med. Klin. **1949**, 1035. Klin. Med. **3**, 684 (1948).

HOPF, G.: Diskussionsbemerkung zu O. DITTRICH: Penicillin bei Hautkrankheiten. Z. Hautkrkh. usw. **6**, 278 (1947).

HOPKINS, J. G., and H. LAWRENCE: Penicillin therapy in pyogenic dermatoses. Amer. J. med. Sci. **212**, 674 (1946).

HRDLICKA, J.: Leceni carbunclu penicillinem. (Die Behandlung der Karbunkel mit Penicillin.) J. Lekarske Listy 1 (1946). Ref. Excerpta med. XIII **1947**, 352.

HUDSON, R. V., R. I. MEANCOCK, J. McINTOSH u. F. R. SELBIE: Penicillin therapy — clinical and laboratory observations on 400 cases. Lancet **1946** I, 409.

HUSSELS, F.: Erfahrungen bei der Penicillinbehandlung der Frauen unter besonderer Berücksichtigung von Fehlerquellen bei der Behandlung. „Penicillin und Menstruation." Arch. f. Dermat. **186**, 77 (1948).

INUI, F. K.: Treatment of localized infections with penicillin infiltration. Arch. Surg. **55**, 58 (1947). Ref. Zbl. Hautkrkh. **72**, 156 (1948).

IRMER, W.: Über die Möglichkeiten längerer Aufrechterhaltung der Penicillinkonzentration im Blut unter besonderer Berücksichtigung des Coronamideinflusses auf die Penicillinausscheidung. Dtsch. med. Wschr. **1949**, 358.

IRRGANG, K., u. V. DÖRNBRACK: Über das Schicksal des Penicillins im Organismus. Z. inn. Med. **3**, 455 (1948).

ISLER, H., et A. KARABADJAKIAN: Sur des antigènes du Penicillium notatum. Acta Allergol. **1**, 297 (1948).

JAEGER, H.: Dermatite herpétiforme de Duhring et pénicilline. Dermatologica **94**, 189 (1947).

JAWETZ, E.: Dynamics of the action of penicillin in experimental animals. Arch. int. Med. **77**, 1 (1946).

JEANS, W. D., J. S. JEFFREY and K. GUNDERS: Penicillin and smallpox. Lancet **1944** II, 44.

JOHNSON, H. M.: Penicillin therapy of impetigo contagiosa and allied diseases. Arch. of Dermat. **50**, 1 (1944).

— Penicillin ointment for pyodermas. Arch. of Dermat. **51**, 270 (1945).

JONES, P. F., u. R. A. SHOOTER: Procaine penicillin, effect of single daily injections. Brit. med. J. **1948**, 933.

KALKOFF, K. W.: Diskussionsbemerkung zu ROST, Neue Indikationen für die Penicillinbehandlung. Z. Hautkrkh. usw. **5**, 108 (1948).

KEEFER, CH. S.: The Uses of Penicillin and Streptomycin. Lawrence (Kansas): Univ. of Kansas Press 1949.

KEENEY, E. L., L. AJELLO and E. LANKFORD: Studies on common pathogenic fungi and on actinomyces bovis, in vitro effect of penicillin. Bull. Hopkins Hosp. **75**, 410 (1944).

KEINING, E.: Diskussionsbemerkung zu ROST, Neue Indikationen für die Penicillinbehandlung. Z. Hautkrkh. usw. **6**, 108 (1948).

—, u. G. DORNER: Penicillin bei schwerem Zoster. Hautarzt 2, 84 (1950).

— — Rascher Behandlungserfolg bei Scleroedema adultorum. Hautarzt **5**, 231 (1950).

KEMPER, A.: Aktinomykose. Sitzgsber. Dermat. Ges., Essen 18. Mai 1949. Ref. Z. Hautkrkh. usw. **7**, 309 (1949).

KENDIG, E. L., and R. H. FISKE: Penicillin ointment in the treatment of impetigo neonatorum. J. amer. med. Assoc. **129**, 1094 (1945).

KILLIAN, H.: Die Penicilline. Freiburg i. Br. — Aulendorf (Wttbg.): Editio Cantor 1948.

KIMMIG, J.: Antibiotica in der Behandlung von Haut- und Geschlechtskrankheiten. Sitzgsber. 21. Dtsch. Dermat.-Kongr. 5.—9. Okt. 1949, Heidelberg.
Arch. f. Dermat. (im Druck).

KINKEL-DIERKS, G., u. H. KINKEL: Erythrodermia desquamativa Leiner nach
Penicillin. Z. Hautkrkh. usw. 7, 272 (1949).

KIRÁLY, C.: Carbuncle of the nose, penicillin treatment. Edit. Univ. Clin. Skin.
dis. Debrecen 182 (1946). Ref. Excerpta med. XIII 1948, 435.

KLAUDER, J. V.: Erysipeloid as on occupational disease. J. amer. med. Assoc.
11, 1345 (1938).

KLIGMAN, A. M., and F. D. WEIDMAN: Experimental studies on treatment of
human torulosis. Arch. of Dermat. 60, 726 (1949).

KLOSSNER, A. R.: Ein mit Penicillin behandelter Fall von Noma der Wange.
Ann. chir. et gynaec. Fenniae 35, 5 (1946).

KNOX, R.: Effect of penicillin on cultures in liquid and solid media. Lancet 1945 I,
559.

KÖHLER, V., u. H. KLEINFELDER: Schwarze Haarzunge während parenteraler
Therapie mit Penicillin. Ärztl. Wschr. 1950, Nr 13/14, 221.

KOGOJ, F.: Psoriasis arthropathica treated with penicillin. Liječhički Vjesnik 5/6,
100 (1945). Ref. Excerpta med. XIII 1948, 379.

KOLMER, J. A.: Zit. nach E. L. PFUETZE u. H. G. NELSON, Treatment of severe
pustular dermatoses and staphylococcic septicemia by oral administration of
penicillin. Arch. of Dermat. 53, 128 (1946).

— Penicillin therapy, 2.Aufl. New York-London: D. Appleton-Century Comp. 1947.

—, and A. M. RULE: Failure of penicillin and streptomycin in the prophylaxis
and treatment of experimental vaccinia of rabbits. Proc. Soc. exper. Biol. a.
Med. 63, 376 (1947).

KOLODNY, M. H., and E. DENHOFF: Reactions in penicillin therapy. J. amer.
med. Assoc. 130, 1058 (1946).

KOLOUCH, F., and L. F. PELTIER: Actinomycosis. Surgery 24, 401 (1946). Ref.
Excerpta med. XIII 1947, 2439.

KRAMPITZ, L. O., and C. H. WERKMAN: On mode of action of penicillin. Arch.
Biochem. 12, 57 (1947).

KRUSIUS, F. E.: Thrombocytopenic purpura accompanying penicillin therapy.
Ann. med. int. fenn. 36, 531 (1947). Ref. Zbl. Hautkrkh. 72, 273 (1949).

LAM, C. R., and R. D. McCLURE: Penicillin as adjunct in skin grafting of severe
burns. Proc. amer. Fed. Clin. Res. 1, 56 (1944).

LAMB, J. H., and H. L. BOYER: Treatment of chronic ulceration of postradiation
scar tissue with local infiltration of aqueous solution of penicillin. J. invest.
Dermat. 3, 48 (1948).

LAMMERS, R.: Penicillin bei Salvarsandermatitis. Hautarzt 1, 29 (1950).

LAMON, J. D., and E. ALEXANDER: Secondary closure of decubitus ulcers with
the aid of penicillin. J. amer. med. Assoc. 127, 396 (1945).

LANDAU, R.: Leprosy trated with penicillin. N. Y. State J. Med. 47, 1516 (1947).

LANGER, E.: Antibiotica und ihre klinische Anwendung. Sitzgsber. 21. Dtsch.
Dermat.-Kongr. Heidelberg, 5.—9. Okt. 1949. Arch. f. Dermat. (im Druck).

LEACOCK, A.: A case of chronic undermining ulceration treated with penicillin.
Brit. med. J. 1945, 765.

LEVENSON, S. M., and C. C. LUND: Dermatome skin grafts for burns in patients
prepared with dry dressings and with and without penicillin. New England
J. Med. 233, 607 (1945).

LIAN, C., F. SIGUIER et A. SARRAZIN: Un cas de lupo — érythémato — viscérite
maligne, Evolution fatale malgré une pénicillinothérapie intensive. Sem.
Hôp. Par. 23, 1906 (1947). Ref. Excerpta med. 1949, 101.

Liles, J. H.: The local treatment of furunculosis with penicillin. U.S. nav. med. Bull. **47**, 645 (1947).

Löhe, H.: Kritische Betrachtung über den Erythematodes und seine Pathogenese. Arch. f. Dermat. **1950**.

—, u. H. Teller: Ungewöhnliche Nebenwirkungen bei Penicillin. Dermat. Wschr. **1947/48**, 645.

Long, D. A.: Penicillin and diphtheria. Brit. med. J. **1946**, 773.

— Use of penicillin pastilles. Brit. med. J. **1947**, 390.

Loogfren, R. C.: Ref. K. R. Hill, G. M. Findlay u. A. MacPherson, Treatment of yaws with penicillin. Lancet **1946 II**, 522.

Loubejac, A. M., y P. Zito: Acute infectious thrombophlebitis of cavernous sinus following carbuncle of ala nasi, cured with penicillin. Bol. Soc. Cir. Uruguay **16**, 541 (1946).

Lovelady, S B., L. M. Randall u. S. M. Hosfeld: Levels of penicillin in the blood after the use in the vagina and rectum of suppositories containing penicillin calcium: preliminary report. Proc. Staff Meet. Mayo Clin. **21**, 40 (1946).

Lütfü, Tat: Penicillin bei Leishmaniosis. Klinik Laboratur **3**, 35 (1946).

Lundberg, S.: Erysipeloider, särskilt hos fiskarbetare. (Erysipeloid, insbesondere bei Fischern.) Nord. Med. **40**, 1924 (1948). Ref. Excerpta med. XIII **1949**, 1779.

Lyons, C.: Penicillin therapy of surgical infections in the U.S. Army. J. amer. med. Assoc. **123**, 1007 (1943).

— Zit. nach A. N. Barker. Allergic reactions to penicillin. Lancet **1945 I**, 177.

Macaulay, W. L.: Diagnosis and treatment in cases of erysipeloid. Med. World **65**, 169 (1947).

— Erysipeloid. Wisconsin Med. J. **45**, 1057 (1946).

Macek, T. J., W. C. Gakenheimer u. P. J. Daughenbaugh: Penicillin ointments. A study of the effect of ointment ingredients on the stability of penicillin. J. invest. Dermat. **8**, 209 (1947).

MacHolmes, D. J.: A case of acute dermatomyositis. Brit. med. J. **1948**, 511.

MacInnis, K. B.: Allergic reactions from handling penicillin. Ann. Allergy Minnes. **5**, 102 (1947).

MacNeal, W. J., A. Blevins and A. W. Duryee: Clinical arrest of endocardial actinomycosis after 44 million units of penicillin. Amer. Heart. J. **31**, 668 (1946).

Mahoney, J. F.: Persönliche Mitteilung an J. J. Miller u. Mitarb., Evaluation of penicillin in topical therapy. N. Y. State J. Med. **47**, 2316 (1947).

—, R. E. Arnold and A. D. Harris: Penicillin treatment of early syphilis. A preliminary report. Amer. J. publ. Health. **33**, 1387 (1943).

Mann, G. N.: Penicillin in the treatment of human anthrax. J. Army med. Corps **89**, 79 (1947).

Marchionini, A.: Neuere Probleme und Ergebnisse der Penicillinanwendung in der Dermato-Venerologie. Dermatologica Suppl. **97**, 59, 60 (1948).

— mit R. Schmidt: Säuremantel der Haut- und Bakterienabwehr. III. Mitteilung: Über die regionäre Verschiedenheit des Bakterienwachstums auf der Hautoberfläche. Klin. Wschr. **1938**, Nr 22, 773.

— Zur Penicillinbehandlung gangränöser Erkrankungen der Haut: Noma, Ecythema gangraenosum infantum, Ulcus phagedaenicum. Sitzgsber. UNNA-Tagung Hamburg, 24.—26. Sept. 1948. Arch. f. Dermat. **189**, 163 (1949).

Marchionini, A., et H. Götz: Sull' eziologia e sulla terapia penicillina dell' acrodermatite cronica atrofizante di Herxheimer. Dermatologia **1**, 133 (1950).

Margarot, J., et P. Rimbaud: Le traitement des dermatoses bulleuses par les sulfamides et la pénicilline. Gaz. méd. France **54**, 623 (1947). Ref. Excerpta med. XIII **1949**, 308.

McGregor, A.: Granuloma pyogenicum, treated with penicillin with recovery. Med. J. Austral. **2**, 43 (1947).

McKee, C. M., and G. Rake: Activity of Penicillin against strains of pneumococci resistant to sulfonamide drugs. Proc. Soc. exper. Biol. a. Med. **51**, 275 (1942).

McLean and Pinkerton, J.: Tropical ulcer, as seen in South Iran, and its treatment with penicillin. J. trop. Med. **50**, 243 (1947).

McLoughlin, C. J., and W. L. Dobes: The failure of penicillin in the treatment of pemphigus vulgaris. South. med. J. **38**, 681 (1945).

Meads, M., R. V. Long, H. S. Pace and G. T. Harrell: Caronamide and penicillin; serum levels in human beings following multiple doses of the drugs. J. amer. med. Assoc. **138**, 874 (1948).

Meara, R. H.: Skin sensitivity to penicillin preparations. Brit. J. Dermat. **14** (1948).

Melin, K. A.: Traitement par la pénicilline des enfants hollondais et belges porteurs de germes diphtériques. Brux. méd. **27**, 13 (1947). Ref. Excerpta med. XIII **1948**, 1822.

Mendell, T. H., and P. H. Prose: Severe allergic reactions to penicillin. Amer. J. med. Sci. **212**, 541 (1946).

Merklen, F. P., M. Mansour et J. Raynaud: Succès et échecs dans le traitement des érythrodermies médicamenteuses par la pénicilline. Paris méd. **38**, 65 (1948). Ref. Excerpta med. XIII **1949**, 269.

Mester, E.: Noma kezelése penicillinnel. (Noma, treated with penicillin.) Paediatria Danubiana **2**, 23 (1927). Ref. Excerpta med. XIII **1947**, 2964.

Michael, P., R. F. McLaughlin and P. L. Cenac: Coccidioidomycosis — Report of unsuccessful treatment with penicillin. U.S. nav. med. Bull. **43**, 122 (1944).

Michie, W., and H. W. C. Boilie: A case of penicillin reaction. Brit. med. J. **1945**, 554.

Miescher, G.: Neuere in- und ausländische Ergebnisse auf dem Gebiet der Therapie der Haut- und Geschlechtskrankheiten (weitere Anwendungsgebiete der Antibiotica). Sitzgsber. UNNA-Tagung Hamburg, 24.—26. Sept. 1948. Arch. f. Dermat. **189**, 42 (1949).

— Die Behandlung der Akrodermatitis atrophicans mit Penicillin. Dermatologica Suppl. **98**, 59 (1949).

Miller, A. K., and W. P. Boger: Plasma concentrations following intramuscular injections of various doses of penicillin. Amer. J. Path. **18**, 421 (1948).

—, C. P., and A. Z. Foster: Studies on the action of penicillin. III. Bactericidal action of penicillin on meningococcus in vitro. Proc. Soc. exper. Biol. a. Med. **56**, 205 (1944).

— J. L., J. J. Rodriquez and A. N. Domonkos: Evaluation of penicillin in topical therapy. N. Y. State J. Med. **47**, 2316 (1947).

Misgeld, F. J.: Die Penicillinbehandlung des Erysipeloids. Z. Hautkrkh. usw. **5**, 99 (1948).

Mitchell-Heggs, G. B.: Penicillin and the general practitioner. Lancet **1946** I, 805.

Molinari, R.: Ricerche sull' attività anti-allergica ed anti-istaminica della penicillina sulla cute umana. Minerva med. **1949**, 847. Ref. Excerpta med. XIII **1950**, 2936.

Molnár, J., u. L. Zador: L'effet de la pénicilline sur les spermatozoïdes et sur la spermatogenèse. Schweiz. med. Wschr. **1948**, 664.

Mom, A. M., and M. Bernal: Penicllin in treatment of leprosy. Internat. J. Leprosy **14**, 37 (1946).

Monacelli, M., e M. Scala: La cura della lepra coi sulfonamidici. Clin. Nuova **3**, 339 (1946). Ref. Excerpta med. XIII **1948**, 1377.

MONCORPS, C.: Diskussionsbemerkung zu O. DITTRICH, Penicillin bei Hautkrankheiten. Z. Hautkrkh. usw. **6**, 277 (1947).
— Aussprache zur Krankendemonstration: Erythematodes, zur Penicillinwirkung. Sitzgsber. UNNA-Tagung Hamburg, 24.—26. Sept. 1948. Arch. f. Dermat. **189**, 445 (1949).

MONTGOMERY, H., and W. G. McCREIGHT: Disseminate lupus erythematosus. Arch. of Dermat. **60**, 356 (1949).

MORGINSON, W. J.: Toxic reactions accompanying penicillin therapy. J. amer. med. Assoc. **132**, 915 (1946).

MORIAME: Un an d' expérience du traitement des teignes microsporiques par applications locales de pénicilline. Arch. de Dermat **4**, 143 (1948). Ref. Excerpta med. XIII **1949**, 192.

MORLEY, D. C.: A simple method of testing the sensitivity of wound bacteria to penicillin and sulphathiazole by the use of impregnated blotting paper discs. J. of Path. **57**, 379 (1945).

MORRIS, M. H.: Acute lupus erythematosus disseminata treated with penicillin. N. Y. State J. Med. **46**, 017 (1046).

MOSONYI, L., E. OBLATT u. M. S. GÖTTINGER: A penicillin-kiválasztás csökkentése hippursavsynthesist fokozó diaetával. (Verminderung der Penicillinausscheidung durch Haferflockendiät.) Orv. Lapja **3**, 772 (1947). Ref. Excerpta med. XIII **1948**, 2758.

MÜLHENS, K.: Ein kurzer Beitrag zur externen Penicillintherapie. Z. Hautkrkh. usw. **5**, 205 (1948)

MURPHY, F. D., A. C. LA BOCETTA and J. S. LOCKWOOD: Treatment of human anthrax with penicillin. J. amer. med. Assoc. **126**, 948 (1944).

NERY GUIMARAES, F.: Ensaios terapéuticos com penicilina. VI. Bouba (framboesia, pian, yaws). Observações após um e dois anos de tratamento. Mem. Inst. Cruz (port) **45**, 451 (1947). Ref. Excerpta med. XIII **1949**, 907.

NEWMAN, B. A.: Cutaneous reactions to penicillin. California Med. **66**, 349 (1947).

NICHOLAS, L.: Erysipeloid: successful treatment with penicillin. Arch. of Dermat. **54**, 57 (1946).

NIEMAND, I.: Über die focale Behandlung mit Penicillin bei Staphylodermien. Ärztl. Wschr. 1948, Nr 45/46, 727.

NOCHIMOWSKI, J.: Gibt es Schädigungen durch die Penicillinwirkung? Ther. Gegenw. **47**, 186 (1946).

NOGUER-MORÉ, S.: Grave malignant pustule, case with recovery after penicillin therapy. Med. Clin. Barcelona **6**, 263 (1946).

NOLAN, D. E., and G. W. PEDIGO: Exfoliative dermatitis following penicillin therapy. Ann. int. Med. **4**, 725 (1946).

NOMLAND, R., and E. G. WALLACE: Penicillin for ulcera of leg treated by pinch grafts. J. amer. med. Assoc. **130**, 563 (1946).

NORTH, E. A., R. CHRISTIE and B. K. RANK: Penicillin-resistant staphylococci in wounds: a report based on a study of 59 cases of infected war wounds. Med. J. Austral. **2**, 43 (1946).

O'DONOVAN, W. J., and I. KLORFAJN: Sensitivity to penicillin-Anaphylaxis and desensitisation. Lancet **1946** II, 444.

O'LEARY, P. A.: Diskussionsbemerkung zur Arbeit G. H. BELOTE u. H. S. V. RATNER, Arch. of Dermat. **33**, 642 (1936).

OLIN, T. E.: Adatok az acrodermatitis atrophicans Herxheimeri kezeléséhez. (Behandlung der Acrodermatitis atrophicans Herxheimer.) Börgyógy. Szemle (ung.). Ref. Excerpta med. XIII **1949**, 2637.

OTTAVIANI, P.: Ateneo parmense **17**, 268 (1946).

PANDALAI, K. M., and M. GEORGE: A possible mode of action of penicillin. Brit. med. J. **1947**, 210.

PARK, R. G.: Dermatitis herpetiformis — failure to respond to penicillin. Brit. J. Dermat. **57**, 151 (1945).

PASTEUR, L., et J. JOUBERT: Compt. r. Acad. Sci. Paris **85**, 101 (1877).

PEARCE u. MCDONALD: Penicillinbehandlung der Fusospirochaetose. Ref. Z. Hautkrkh. usw. **10**, 473 (1947).

PECK, S. M., S. SIEGAL, A. W. GLICK and A. KURTIN: Penicillin sensitivity. J. amer. med. Assoc. **138**, 631 (1948).

PENDL, O.: Ref. ERDMANN, Wien. klin. Wschr. **1948**, 333, 352.

PFEIFER, V.: Über einen Fall von herdweiser Atrophie des subcutanen Fettgewebes. Dtsch. Arch. klin. Med. **50**, 438 (1892).

PFUETZE, E. L., and H. G. NELSON: Treatment of severe pustular dermatoses and staphylococcic septicemia by oral administration of penicillin. Arch. of Dermat. **53**, 128 (1946).

PHILLIPS, E., and A. L. BARITELL: Sporotrichosis; report of a case with lack of response to penicillin and sulfodiazine therapy. Permanente Found. M. Bull. **5**, 75 (1947).

PIERINI, L., y D. GRINSPAN: Rev. argent. Dermat. **32**, 3 (1948).

PIERS, F.: Schleimhautveränderungen bei Leishmaniosis in Kenya und ihre Behandlung mit Penicillin. Roy. Soc. Europ. Med. Hyg. **40**, 5 (1947). Ref. Z. Hautkrkh. usw. **6**, 39 (1949).

PILLSBURY, D. M.: The management of bacterial infections of the skin. J. amer. med. Assoc. **132**, 692 (1946).

— H. P. STEIGER and T. E. GIBSON: Management of urticaria due to penicillin. J. amer. med. Assoc. **133**, 1255 (1947).

PIPER, H. G.: Über Penicillinsalbe. Z. Hautkrkh. usw. **3**, 266 (1947).

POR, F., u. J. FRIEDMANN: Die Behandlung der Polymyositis interstitialis (WAGNER) mit Penicillin. Schweiz. med. Wschr. **1948**, 125.

RABINOVITCH, J., and M. C. SNITKOFF: Acute exfoliative dermatitis and death following penicillin therapy. J. amer. med. Assoc. **138**, 496 (1948).

RAMMELKAMP, C. H., and C. S. KEEFER: Absorption, excretion, and distribution of penicillin. J. clin. Invest. **22**, 425 (1943).

RAUCH, S.: Die granulationshemmende und epithelisationsfördernde Wirkung bei lokaler Penicillinapplikation. Schweiz. med. Wschr. **1949**, 7.

REILLY, W. A., and C. R. BEESON: Antibiotic therapy for cutaneous anthrax. Arch. int. Med. **82**, 529 (1948).

REIMANN: Sulfonamide, Penicillin, Streptomycin in der inneren Medizin. Berlin-Tübingen, Saulgau: Karl F. Haug 1949.

REQUE, P. G.: Penicillin, streptomycin and thyrothricin in dermatology. J. med. Assoc. State Alabama **17**, 268 (1948).

RESL, V.: Folliculitis sycosiformis atrophicans universalis. Ceskosl. Dermat. **23**, 323 (1948). Ref. Excerpta med. XIII **1949**, 1304.

RIBEIRO, D. DE O., u. S. DE A. P. SAMPAIO: Penicillin bei Leishmaniose. 2 Fälle mit negativem Ergebnis. Rev. paulista Med. **27**, 306 (1945).

RICCIARDI, L.: Su un caso di scleroedema di Buschke. Giorn. ital. Dermat. **89**, 262 (1948). Ref. Excerpta med. XIII **1949**, 1332.

RICHTER, R.: Diskussionsbemerkung zu ROST, Neue Indikationen für die Penicillinbehandlung. Z. Hautkrkh. usw. **5**, 108 (1948).

RIESS, D.: Zur Frage der peroralen Penicillinbehandlung im Säuglingsalter. Ärztl. Wschr. **1948**, 398.

Robert, P.: Die klinische Anwendung der Chemotherapeutica und Antibiotica in der Behandlung der Hautkrankheiten. Sitzgsber. 21. Dtsch. Dermat.-Kongr. Heidelberg 5.—9. Okt. 1949. Arch. f. Dermat. (im Druck).

Robinson, H. C.: Erythema multiforme. Arch. of Dermat. **52**, 91 (1945).

Rosenberger, W.: Diskussionsbemerkung zu Rost, Neue Indikationen für die Penicillinbehandlung. Z. Hautkrkh. usw. **5**, 109 (1948).

Rost, G. A.: Neue Indikationen für die Penicillinbehandlung. Z. Hautkrkh. usw. **3**, 107 (1948).

Rothman, St., and Z. Felsher: Subacute and acute disseminated lupus erythematodes. Med. Clin. N. Amer. **31**, 198 (1947).

Roxburgh, I. A., R. V. Christie and A. C. Roxburgh: Penicillin in treatment of certain diseases of the skin. Brit. med. J. **1944**, 524.

Rupe, L. O., and H. J. Lockward: A case of granuloma pyogenicum treated successfully with penicillin. U. S. nav. med. Bull. **47**, 156 (1947).

Russell, B.: Treatment of sycosis barbae, with special reference to relapses. Brit. J. Dermat. **59**, 294 (1947).

Saffron, M. H.: Cutaneous diphtheria as a military problem. Arch. of Dermat. **51**, 337 (1945).

Sannino, M., e. B. Baneri: Azione ritardante del veicolo ‚sangue‘ nell’ assorbimento della penicillina. Terapia (Milan) **33**, 74 (1948). Ref. Excerpta med. XIII **1949**, 2107.

Sawicky, H. H., u. Ch. Rein: Severe reactions to penicillin. Arch. of Dermat. **58**, 83 (1948).

Sayer, A.: Blastomycosis of the skin (Gilchrist Type) with associated blastomycetic pulmonary disease. U.S. nav. med. Bull. **43**, 333 (1944).

Schachter, R. J.: Fate and distribution of penicillin in the body. I. circulation of penicillin in the lymph. Proc. Soc. exper. Biol. a. Med. **68**, 29 (1948).

Schnurman, A. G.: Fife cases of latent trichophyton infection activated by use of penicillin. Virgin. med. Mthl. **73**, 281 (1946).

Schudmak, M., and H. C. Hesseltine: Absorption of penicillin through the human vagina. Proc. Soc. exper. Biol. a. Med. **65**, 15 (1947).

Schuler, W.: Schweiz. med. Wschr. **1945**, 74.

— Ref. J. Kimmig, Sitzgsber. 21. Dtsch. Dermat.-Kongr. Heidelberg 5.—9. Okt. 1949. Arch. f. Dermat. (im Druck).

Schwartz, B. M.: Effectiveness of penicillin in the treatment of Vincent’s angina. J. amer. med. Assoc. **128**, 704 (1945).

Sen Gupta, P. C., and N. K. Chakravarty: Penicillin in cancrum oris complicating Kala-Azar. Indian. med. Gaz. **80**, 542 (1945). Ref. Excerpta med. XIII **1947**, 156.

Shallenberger, P. L., E. K. Denny and H. D. Pyle: The use of penicillin in Vincent’s angina. J. amer. med. Assoc. **128**, 706 (1945).

Sigel, H.: Cutaneous diseases among army personnel in Japan. Arch. of Dermat. **57**, 128 (1948).

Simon, C., et E. Henocq: Pénicilline en dermatologie. Bull. méd. **61**, 265 (1947). Ref. Excerpta med. XIII **1949**, 465.

Skodacek, G.: Penicillin treatment of skin infections in infants. Bratislav. lék. **26**, 508 (1946). Ref. Excerpta med. XIII **1947**, 2916.

Smith, E. L.: Some aspects of penicillin stability. Quart. J. Pharmacy a. Pharmacol. **19**, 309 (1946).

Snow, J. S.: Unsuccessful treatment of American leishmaniasis with penicillin. Arch. of Dermat. **50**, 324 (1944).

Sorel, Lasserre, Enjalbert et A. Bardier: Pemphigus infectieux très grave guéri par la pénicilline. Arch. franc. Pédiatr. 3, 344 (1946). Ref. Excerpta med. XIII 1948, 1089.

Stangl, E.: Die lokale Penicillinbehandlung der Mundhöhlenaffektionen. Praxis 36, 566 (1948). Ref. Zbl. Hautkrkh. 73, 21 (1949).

Sternberg, T. H., u. P. Le Van: An evaluation of topical penicillin therapy. Review of recent literature. California Med. 66, 344 (1947).

Stiles, G. W.: Chronic erysipeloid (swine erysipelas) in a man. The effect of treatment with penicillin. J. amer. med. Assoc. 134, 953 (1947).

Stone, D.: Lupus erythematosus. Treatment with penicillin. Brit. J. Dermat. 58, 122 (1946).

Storck, H.: Zur Frage der epidermalen Penicillinsensibilisierung. Dermatologica 98, 211 (1949).

— Experimentelle Untersuchungen zur Frage der Bedeutung von Mikroben in der Ekzemgenese. Dermatologica 96, 177 (1948).

—, u. F. O. Gundersen: Therapeutische Versuche mit neuen desinfizierenden Salben (Typus Öl in -Wasser-Emulsion) in der Dermatologie. Dermatologica 1947, 355.

Stott, H.: Treatment of human cutaneous anthrax with penicillin. Brit. med. J. 1945, 120.

Strakosch, E. A.: Acute lupus erythematosus disseminatus treated with penicillin. Arch. of Dermat. 54, 197 (1946).

Stubenbord, W. D.: Yaws: treatment with penicillin. South. med. J. 39, 608 (1946).

— Duodecim (Helsingfors) 63, 601 (1947).

Stümpke, G.: Penicillinbehandlung von Hautkrankheiten. Z. Hautkrkh. usw. 5, 480 (1948).

Suchecki, A. I.: Allergic reactions to penicillin. Brit. med. J. 1946, 938.

Sutton, R. L., and R. L. Sutton: Handbook of diseases of the skin. St. Louis: Mosby Comp. 1949.

Svartz, N.: Experiences with antibiotics and other bacteriostatic agents. Duodecim (Helsingfors) 63, 601 (1947).

Svata, Z.: Early experiences with penicillin in the treatment of skin diseases. C. Dermat. 22, 52 (1946). Ref. Excerpta med. XIII 1947, 2501.

Szodoray, L., and A. Borota: Experiences in the treatment of skin- und venereal diseases with penicillin. Penicillin, Budapest 1946. Ref. Excerpta med. XIII 1948, 471.

Talbott, J. H.: Untoward effects of the newer drugs. N. Y. State J. Med. 48, 280 (1948).

Tappeiner, S.: Ein Fortschritt in der Transplantation nach Thiersch durch Verwendung von Penicillinpuder. Wien. klin. Wschr. 1947, 244. Ref. Zbl. Hautkrkh. 73, 21 (1949).

— Erythematodes acutus, mit Penicillin erfolgreich behandelt. Klin. Med. 3, 70 (1948). Ref. Excerpta med. XIII 1948, 3204.

Taylor, P. H., and E. A. Hughes: Infective dermatoses treated with penicillin. Lancet 1944 II, 780.

Templeton, H. J., C. E. Clifton and V. E. Seeberg: Local application of penicillin for pyogenic dermatoses. Arch. of Dermat. 51, 205 (1945).

— C. J. Lunsford and H. V. Allington: Cutaneous reactions to penicillin. Arch. of Dermat. 56, 325 (1947).

Thyresson, N.: The penicillin treatment of acrodermatitis atrophicans chronica (Herxheimer). Acta dermato-vener. (Stockh.) 29, 572 (1949).

Tobias, N., and J. M. Greenhouse: An appraisal of penicillin ointments in diseases of the skin. Amer. Practitioner 2, 589 (1948).

Todd, E. W.: Bacteriolytic action of penicillin. Lancet 1945 I, 74.

Trapl, J., u. L. Hanzlíčková: Dermatomyositis and penicillin. Ceskosl. Dermat. 24, 181 (1949). Ref. Excerpta med. XIII 1949, 2721.

Truc, Coste et Séguy: Gangrène génitale spontanic, guérison par la pénicilline. Montpellier méd. 4, 238 (1946). Ref. Excerpta med. XIII 1947, 2303.

Ugarizza, R., u. P. Quirno Codes: Ref. M. I. Quiroga, Unsere Erfahrungen mit einigen neueren Behandlungsmethoden in der Dermatologie. Sitzgsber. UNNA-Tagung Hamburg, 24.—26. Sept. 1948. Arch. f. Dermat. 189, 178 (1949).

Unterberger, E.: Beitrag zur Therapie der Dermatitis exfoliativa Ritter und der Phlegmonen im Säuglingsalter mit Penicillin. Österr. Z. Volk- u. Kinderfürs. 1, 2 (1948).

Vachon, R., et R. Moindrot: Deux cas d' erythème polymorphe normalement papuleux et generalisés très notablement influencés par la pénicilline. Bull. Soc. franc. Dermat. 1, 81 (1948).

Vaizey, J. M.: Noma treated with penicillin. Brit. med. J. 1946, 14.

Van Doormaal, T. A. J.: De behandeling vom ‚erysipeloid‘ met penicilline. Nederl. Tijdschr. Geneesk. 92, 165 (1948). Ref. Excerpta med. XIII 1949, 868.

Venkei, T.: Diphtheria cutis. Szemle (ung.) 2, 154 (1948). Ref. Excerpta med. XIII 1949, 1776.

Videla, C. A., y J. A. Scodeller: Carbunclo y penicilina. (Anthrax und Penicillin.) Rev. Asoc. méd. argent. 61, 209 (1947). Ref. Excerpta med. XIII 1948, 2581.

Vigneaud, F. du, F. II. Carpenter, R. W. Holley, A. H. Livermore u. J. R. Rachele: Synthetic penicillin Science (Lancaster, Pa.) 104, 431 (1946).

Vilanova, X.: Lack of therapeutic value in cutaneous leishmaniasis. Actas dermosifiliogr. 37, 292 (1945).

Vuillemin: Science 1889, 525.

Vukas, A.: Impetigo nephritis in infancy. Liječn. Vjesn. Croatien Med. Rev. 1940, 259. Ref. Excerpta med. XIII 1947, 2791.

Waisman, M., and J. S. Gots: Penicillin in topical treatment of pyogenic infections of the skin: clinical and laboratory observations from the medical and sanitary corps of the United States. Arch. of Dermat. 53, 234 (1946).

Waldbott, G. L.: Anaphylatic death from penicillin. J. amer. med. Assoc. 139, 526 (1949).

Walther, H.: Fördert oder hindert die lokale Penicillin-Salbenanwendung die Granulation bzw. die Epithelisation? Med. Mschr. 1949, 592.

Warthen, R. O., and J. C. Sherburne: Topical and parenteral penicillin therapy in Ritter's disease. J. of Pediatr. 33, 717 (1948).

Watrin, J., et J. Holvec: Penicillin in dermatology. Ann. de Dermat. 11, 821 (1946). Ref. Brit. J. Dermat. 33 (1948).

Webb, J. G.: Tropical ulcers and penicillin. Brit. med. J. 1946, 49.

Weinstein, M., et C. Barria: Infiltration von Penicillin in die Pustula maligna. Rev. méd. Chile 73, 435 (1945).

Welch, H., u. A. Rostenberg: Hypersensitivity of the tuberculin type to crystalline penicillin sodium. J. amer. med. Assoc. 126, 10 (1944).

Wentz, H. S., and H. H. Seiple: Stevens-Johnson syndrome, variation of erythema multiforme exsudativum (Hebra) — report of 2 cases. Ann. int. Med. 26, 277 (1945).

Westling, R.: Über die grünen Spezies der Gattung Penicillium. Upsala 96 (1911).

Wheatley, D. P.: Massive penicillin doses in general practice. Brit. med. J. 115, 530 (1947).

WHITEHILL, R., and R. AUSTRIAN: Treatment of primary and secondary yaws with penicillin — preliminary report. Bull. Hopkins Hosp. **75**, 232 (1944).
— Further observations on treatment of yaws with penicillin. Bull. Hopkins Hosp. **76**, 274 (1945).
WIGLEY, J. E. M.: Exfoliative erythrodermia with marked pigmentation. Proc. roy. Soc. Med. **40**, 246 (1947).
WILDE, H.: Penicillinbehandlung von Hautkrankheiten. Z. Hautkrkh. usw. **4**, 119 (1948).
— Diskussionsbemerkung zu ROST, Neue Indikationen für die Penicillinbehandlung. Z. Hautkrkh. usw. **5**, 109 (1948).
WILDE, M.: Penicillin-Calcium-Puderbehandlung des Pemphigus neonatorum contagiosus non syphiliticus. Z. Hautkrkh. usw. **4**, 179 (1947).
WILDERMANN, A.: Eruptive fever with stomatitis and ophthalmia. (Stevens-Johnson.) Ann. int. Med. **27**, 830 (1947). Ref. Excerpta med. XIII 1948, 1065.
WILENSKY, A. O.: Fatal delayed anaphylactic shock after penicillin. J. amer. med. Assoc. **131**, 1384 (1946).
WILLCOX, R. R.: Use of ‚benadryl‘ for penicillin urticaria. Preliminary report. Brit. med. J. **1946**, 732.
WILLIAMSON, J., and E. M. LOURIE: Therapeutic action of different penicillins on spirochaeta recurrentis infections in mice. Brit. med. J. **1946**, 828.
WITTKOWER, E.: Directorate of Army Psychiatry Research. Memor. **43**, 44 (1945).
WOLINETZ, E.: Erythrodermie par les sels d'or. Pénicillotherapie. Guérison. Paris. méd. **37**, 479 (1947).
WRIGHT, D. O., E. M. GOLD and G. JENNINGS: Stevens-Johnson syndrome. Report of nine patients treated with sulfonamide drugs or penicillin. Arch. int. Med. **79**, 510 (1947).
— C. S., and E. R. GROSS: Topical treatment with penicillin ointment. Arch. of Dermat. **55**, 52 (1947).
WRONG, N. M.: Penicillin in pyodermia. Canad. med. Assoc. J. **55**, 244 (1946).
YOUNG, R. M., and G. M. MOOD: Effect of penicillin on infection of guinea pigs with Corynebacterium diphtheriae. J. Bacter. **50**, 205 (1945).
ZEE, M. L.: Nodular non suppurative panniculitis treated with penicillin. J. amer. med. Assoc. **130**, 1219 (1946).
ZENNER, B.: Vergleich von Penicillin und Sulfonamiden bei Lokalbehandlung bakterieller Hautkrankheiten. Dermat. Wschr. **1949**, 345.
ZINZIUS, J.: Über Hautschädigungen bei lokaler Penicillinbehandlung. Dermat. Wschr. **1950**, 35.
ZORN, R.: Un cas de pemphigus aigu grave traité et guéri par la pénicilline. Ann. de Dermat. **6**, 735 (1946).

Namenverzeichnis.

Abel, S. 26.
Abott, W. E. 106.
Abraham, E. P. 3, 19, 21, 25, 48.
Abrahams, A. M. 49.
Achard, J. 55.
Agneta, J. O. 88.
Ajello, L. 82.
Aldrich, C. A. 90.
Alechinsky, A. 81.
Alexander, E. 103.
Alsever, W. D. 24, 43, 66, 81, 98.
Altmann G. 60.
Anderson, D. G. 4, 35, 85, 96, 106.
Andrini, F. 39.
Arandes Adan, R. 89.
Arena J. M. 91.
Arnold, W. T. 83.
Austrian, R. 64, 65.

Baehr, G. 29, 84.
Bär, F. 61.
Baliña, P. L. 44, 94.
Baneri, B. 28.
Barac, G. 66, 68, 90.
Barber, M. 21, 61.
Bardier, A. 90.
Barefoot, S. W. 32, 35.
Baritell, A. L. 82.
Barker, A. N. 24.
Barksdale, E. E. 35, 38.
Barria, O. 49.
Barwasser, N. C. 35, 57, 59, 60, 71, 76, 81, 90, 92, 99.
Bashalti, A. 105.
Beeson, C. R. 49.
Beinstein, J. 33, 39.
Benedek, T. 82, 83.
Benedetti, G. 57.
Bentzen, A. J. 68.
Bernal, M. 74.
Bersano Begey, A. 68.

Beyer, K. H. 28.
Bianchi, G. E. 80.
Bigger, J. W. 28.
Black, J. B. 38.
Blaich, W. 42, 47, 51, 103.
Blank, H. 48, 104.
Blevins, A. 85.
Bloch 33.
Boger, A. 57.
Boelter, M. 37.
Boger, W. P. 22, 28.
Boilie, H. W. C. 23.
Bondet, P. 47.
Bondi, A. 17, 19, 21.
Borota, A. 62, 83, 85.
Bouchard, C. 1.
Bowyer, H. W. 85.
Boyer, H. L. 103.
Braun, Chr. 17.
Brenes-Ibarra A. A. 74.
Brocksäler, F. 96.
Bruwer, A. 85.
Buggs, C. W. 106.
Burckhardt, W. 71.
Burrows, A. 97, 98.

Call, R. A. 81, 102.
Callaway, J. L. 55, 91.
Canizares, O. 35, 43, 51, 52, 54, 58, 62, 64, 68, 70, 92, 98.
Carlinfanti, E. 28.
Carnevale, A. 87.
Carpenter, C. C. 55, 91.
Carrillo, F. P. 85.
Carruthers, H. L. 97.
Castane Decoud A. 85.
Cernohorsky, J. 58.
Chaffer, E. 15, 82.
Chain, E. 3, 11, 12, 19, 21, 48, 57.
Chaudhuri, K. C. 87.
Cherburne, J. C. 55.
Chevrot, L. 90.

Christie, R. V. 54, 67, 92.
Clark, A. M. 105.
Clifton, C. E. 97, 102.
Clutterbuck, D. W. 2, 57.
Cohen, T. M. 38, 43, 52, 54, 64, 70, 72, 81, 82, 93, 97, 104.
Coleman, R. 66.
Coles, R. B. 24.
Combes, F. 70.
Constantini, H. 73.
Conti, C. 57.
Cormia, F. E. 21, 24, 33, 35, 43, 66, 81, 98.
Coste 88.
Costello, M. J. 61.
Cowan, S. T. 25.
Crawford, C. T. 99.
Cross, W. G. 41.
Cuilleret, M. P. 47, 60, 63, 72, 88, 90.
Curtis, G. H. 82.
Cutting, W. C. 83, 84.

Da Cunha 64.
Daïnow, J. 54.
Davis 53.
Dawson, M. H. 15.
Dean, G. 39.
Debré, R. 85.
Degos 52.
De Lajudie, P. 65.
De Magistris, L. 66.
Denhoff, E. 35, 38, 58.
Dennie, Ch. C. 51.
Denny, E. R. 48, 60.
Denston, R. 12.
Derzavis, J. L. 33, 39.
Desai, C. S. 62.
Deucette, J. 26.
Dietz, C. C. 19, 21.
Dittrich, O. 68, 76, 90.
Dixon, C. W. 105.

Dobes, W. L. 43, 53, 70, 74, 76, 80, 90, 92, 93, 97.
Dobson, L. 83, 84.
Dörnbrack, V. 16.
Doerr, K. H. 95.
Dolkart, R. E. 28.
Domagk, G. 2.
Domonkos, A. N. 35, 59, 64, 71, 99.
Doormaal van, T. 61.
Dorner, G. 27, 68, 95.
D'Ors Perez, J. P. 49.
Dostrovsky, A. 29, 43, 60, 83.
Du Boulay, G. H. 30, 70, 98.
Duguid, J. P. 24.
Dupérié 91.
Dupont 56.
Durand, G. 60.
Duryee, A. W. 85.
Duthie, E. S. 25.
Duvalier, F. 65.
Du Vigneaud, F. 13.
Dwinelle, J. H. 65.

Eckstein, A. 86.
Ehrlich, J. C. 62.
Ellinger 41.
Emmerich, R. 1.
Engman, M. F. 43, 70, 105.
Enjalbert 90.
Ercoli, N. 57.
Erdelyi, A. J. 85.
Erdmann 27.

Faget, G. J. 74.
Farmer, C. J. 26.
Farrington, S. 33.
Felscher, Z. 75.
Ferguson, L. K. 62.
Ferlaino, F. R. 25, 32, 54, 59, 71.
Fernet 100.
Ferreira-Marques 74.
Findlay, G. M. 64.
Finkle, T. H. 71.
Fiske, R. H. 89.
Fitzgerald, P. J. 63.
Flandin, C. 68.
Fleming, A. 1, 2, 4, 13, 19, 31, 48, 57.
Floch, H. 65.
Florey, H. W. 3, 57.

Florey, M. E. 27.
Földvari, F. 56, 63, 85, 91.
Fölsch, F. 38.
Foster, A. Z. 15.
Foulis, M. A. 105.
Frank, L. 96.
Franks, A. G. 37, 43, 53, 70, 74, 75, 80, 82, 90, 92, 93, 97.
Freudenreich 1.
Friedmann, J. 56.
Friend, F. 30, 35, 43, 51, 52, 53, 54, 56, 64, 70, 81, 90, 92, 93, 98, 101, 105, 106.
Frost, B. M. 21, 35, 38.

Gallardo, E. 21.
Garrod, L. P. 83.
Gaté, J. 47.
George, M. 15.
Gerber, J. E. 29, 84.
Gibson, T. E. 39.
Gilbert, R. A. 81, 102.
Glasser, R. 52.
Götz, H. 21, 33, 45, 46, 47, 51.
Gohar, M. A. 105.
Gold, E. M. 63.
—, J. M. 70.
Goldman, L. 30, 32, 35, 43, 51, 52, 53, 54, 56, 64, 70, 76, 81, 90, 92, 93, 98, 101, 102, 105, 106.
Gordon, E. J. 35.
Gots, J. S. 23, 25, 30, 51, 53, 58, 64, 70.
Gottschalk, H. R. 34, 35, 43, 54, 66, 70, 97, 105.
Gougerot, H. 52.
Gough, J. 97.
Graessle, O. E. 21.
Grasset 90.
Greenhouse, J. M. 59, 71.
Grey, Ch. G. 61.
Griffin, J. R. 49.
Grinspan, D. 94.
Griveaud, E. 55.
Gros, H. 57.
Grosch, W. 101.
Gross, E. R. 43, 51, 62, 54, 64, 66, 70, 72, 80, 82, 98, 102.

Groupe, G. 14, 68, 105.
Grunberg, E. 16.
Gunders, K. 105.
Gunderson, F. O. 25.
Gurewitsch, J. 43.
György, P. 26.

Haack, K. 66, 68.
Hadida, E. 90.
Hagen, K. 71.
Hagerman, G. 25, 43, 66, 71, 99, 102, 105.
Hall, W. H. 55.
Hallet, H. H. 35, 36.
Halter, K. 57.
Hamilton, A. J. C. 82, 83.
Hamm, W. G. 88.
Hand, E. A. 62.
Handin 52.
Hanner, V. 48.
Hansen, S. T. 24.
Hanzličková, L. 57.
Haslauer, O. 27.
Haswell, R. E. 36.
Hatoff, A. 37.
Hazen, H. H. 43.
Heatly, N. G. 4.
Heilman, D. H. 61, 76.
Heinlein, J. A. 25, 60, 100.
Hellerström, S. 44.
Hellier, F. F. 30, 35, 37, 52, 53, 57, 58, 59, 64, 66, 70, 76, 81, 94, 96, 98, 99.
Hendrickson, G. G. 83.
Henneberg, A. 86.
Henocq, E. 43, 59, 71.
Herrell, W. E. 60, 61, 76.
Hesseltine, H. C. 101.
Hill, K. R. 64.
Hinman, A. T., 36.
Hirsch, J. 15.
Hirshfeld, J. W. 106.
Hobbs, B. C. 52, 97, 99.
Hobby, G. L. 15, 82.
Hodgson, G. A. 30, 57, 53, 58, 61, 70, 96.
Hoffman, W. S. 29.
Hoffmann, B. J. 23, 81, 93.
Holewka, H. 27.
Holmes, C. A. 90.
Holtschmidt, J. 79.
Holvec, J. 56.
Hopf, G. 25.

Hopkins, J. G. 23, 35, 43, 59, 68, 71, 81.
Hopper, M. E. 33.
Hrdlicka, J. 72.
Hudson, R. V. 48, 60, 72.
Hughes, E. A. 30, 34, 66, 69, 80, 96.
Hussels, F. 42.

Inui, F. K. 67, 72.
Irmer, W. 28.
Irrgang, K. 16.
Isler, H. 33.

Jacobson, L. Y. 35.
Jaeger, H. 56.
Jawetz, E. 16.
Jeans, W. D. 105.
Jeffrey, J. S. 105.
Jennings, G. 63.
Johnson, H. M. 4, 44, 54, 58, 66, 60, 93, 97, 102.
Jones, P. F. 27.
Joubert, J. 1.

Kalkoff, K. W. 75.
Kaplan, S. 85.
Karabadjákian, A. 33.
Keefer, Ch. S. 4, 26, 35, 49, 85, 96, 106.
Keeny, E. L. 82.
Kehrer, K. 46, 51.
Keining, E. 68, 75, 95.
Kemper, A. 85.
Kendig, E. L. 89.
Killian, H. 60.
Kimmig, J. 11.
King, E. F. 99.
Kinkel, H. 36.
Kinkel-Dierks, G. 36.
Kiraly, C. 72.
Kirkpatrick, H. J. R. 83.
Klauder, J. V. 61.
Kleinfelder, H. 41.
Kligman, A. M. 82.
Klorfajn, J. 37, 39.
Klossner, A. R. 87.
Knox, R. 15.
Köhler, V. 41.
Kogoj, F. 92, 93.
Kolmer, J. A. 17, 22, 43, 104.
Kolodny, M. H. 35, 38, 58.
Kolouch, F. 85.

Krampitz, L. O. 15.
Krusius, F. E. 37.

La Boccetta, A. C. 49.
Lam, C. R. 106.
Lamb, J. H. 103.
Lammers, R. 52.
Lamon, J. D. 103.
Landau, R. 74.
Langer, E. 37, 39, 51.
Lankford, E. 82.
Lasserre 90.
Lawrence, H. 23, 35, 43, 59, 68.
Leacock, A. 103.
Le Baron 100.
Lees, K. A. 12.
Lehmann, E. P. 83.
Le Van, P. 35, 99.
Levenson, S. M. 106.
Levy, J. 90.
—, M. D. 83.
Lewis, G. M. 33.
—, M. N. 57.
Lian, C. 76.
Liles, J. H. 66.
Lockward, H. J. 94.
Lockwood, J. S. 49.
Löhe, H. 35, 52, 76, 85.
Loew, O. 1.
Logfren, R. C. 64.
Long, D. A. 41, 57.
Loubejac, A. M. 72.
Lourie, E. M. 28.
Lovelady, S. B. 26.
Lovell, R. 2.
Lütfü, Tat 73.
Lund, C. C. 106.
Lundberg, S. 62.
Lyons, C. 35, 60, 84.

Macaulay, W. L. 62.
Macek, T. J. 25.
MacHolmes, D. J. 56.
MacNeal, W. J. 85.
MacPherson, A. 64.
Mahoney, J. F. 37, 48, 64.
Malbran, C. F. 44.
Mann, G. N. 49.
Mansour, M. 52.
Marchionini, A. 30, 39, 44, 45, 53, 58, 74, 86, 87.
Margarot, J. 91.

Maschmeyer, R. H. 21.
Mason, L. M. 35.
May, H. B. 98.
McClure, R. D. 106.
McCreight, W. G. 76.
McDonald 48.
McGregor, A. 94.
McIntosh, J. 60.
McKee, C. M. 21.
McLaughlin, R. F. 83.
McLean 104.
McLoughlin, C. J. 90.
Meads, M. 28.
Meancock, R. J. 60.
Meara, R. H. 34, 37.
Melin, K. A. 57.
Mendel, T. H. 37, 39.
Merklen, F. P. 52.
Meyer, K. 15, 82.
Michael, P. 83.
Miescher, G. 37, 44, 46, 54, 60, 66, 68, 72, 92, 94, 97.
Miller, A. K. 22.
—, C. P. 15.
—, J. L. 35, 50, 64, 71, 99.
Misgeld, F. J. 62.
Mitchell-Heggs, G. B. 19, 49, 51, 60, 64, 66, 68, 70, 90, 97, 101.
Mitchie, W. 23.
Moench, L. J. 57.
Moindrot, R. 63.
Molinari, R. 38, 95.
Molnar, J. 41.
Mom, A. M. 74.
Monacelli, M. 74.
Moncorps, K. 44, 51, 60, 100.
Montgomery, H. 76.
Mood, G. M. 57.
Moore, M. 70.
Morgan, D. B. 51.
Morginson, W. J. 35, 38, 39, 40.
Moriame 81.
Morley, D. C. 17.
Morra, F. 28.
Morris, M. H. 75.
Mosonyi, L. 28.
Mülhens, K. 28, 71.
Müller, H. 46, 51.
Muller, R. 90.
Murphy, F. D. 49.

Nellen, M. 61.
Nelson, H. G. 26, 51.
Nery, Guimarães, F. 65.
Netherton, W. 82.
Newman, B. A. 35, 38.
Nicholas, L. 62.
Nichols, D. R. 76.
Niemand, J. 67, 72.
Nochimowski, J. 31.
Noguer-Moré, S. 49.
Nolan, D. E. 32.
—, J. J. 35, 38.
Nomland, R. 102, 106.
North, E. A. 21.

O'Donovan, W. J. 37, 39.
Olansky, S. 32, 35.
O'Leary, P. A. 75.
Olin, T. E. 47.
Onary, G. 88.
Ottaviani, P. 87.

Pandalai, K. M. 15.
Park, R. G. 56.
Pasteur, L. 1.
Pearce 48.
Peck, S. M. 33, 35, 39, 40.
Pedigo, G. W. 32.
Peltier, L. F. 85.
Pendl, O. 27.
Perlman, H. H. 96.
Pfaff, R. O. 38, 43, 52, 54,
    64, 70, 72, 81, 82, 93,
    97, 104.
Pfuetze, E. L. 26, 51.
Pfeiffer, v. 88.
Phillips, E. 82.
Pierini, L. 94.
Piers, F. 73.
Pilling, M. A. 106.
Pillsbury, D. M. 35, 39.
Pinkerton, J. 104.
Piper, H. G. 59, 102.
Pogge, R. C. 74.
Por, F. 56.
Prose, P. H. 37, 39.
Pyle, H. D. 48, 60.

Quirno Codes, P. 88.

Rabinovitch, J. 41.
Radziensky 90.
Raistrick, H. 2.

Rake, G. 14, 21, 68, 105.
Rammelkamp, C. H. 26.
Rauch, S. 24, 42.
Raynaud, J. 52.
Reilly, W. A. 49.
Reimann 31.
Rein, C. R. 35, 38, 65.
Reque, P. G. 48, 49, 54, 59,
    60, 62, 66, 68, 71, 72,
    75, 85, 86, 89, 90, 91,
    100, 104.
Resl, V. 56, 92, 100, 106.
Ribeiro, D. de O. 73.
Ricciardi, L. 95.
Richter, R. 57, 90.
Riess, D. 26.
Rimbaud, J. 91.
Robert, P. 30, 37, 49, 58,
    60, 66, 68, 100, 102.
Robertson, E. A. 24.
Robinson, H. C. 63.
Rodriquez, J. J. 35, 59, 64,
    71, 99.
Romano, D. 43, 53, 70, 74,
    76, 80, 90, 92, 93, 97.
Romero, A. 74.
Roose, J. 81, 102.
Rosansky, R. 43.
Rosenberger, W. 90.
Rost, G. A. 75.
Rostenberg, A. 39.
Rothman, St. 75.
Roxburgh, 54, 67, 92.
—, J. A. 43, 54, 66, 67, 90,
    92, 98.
Royer 85.
Rule, A. M. 104.
Runge, P. A. 21.
Rupe, L. O. 94.
Russel, B. 98, 99.

Saffron, M. H. 58.
Sagher, F. 83.
Saida 1.
Sako, W. 66.
Sampaio, S. de A. P. 73.
Sannino, M. 28.
Sarrazin, A. 76.
Sawicky, H. H. 35, 38.
Sayer, A. 82.
Scala, M. 74.
Schachter, R. J. 15.

Schnitzer, R. J. 16.
Schnurman, A. G. 81.
Schudmak, M. 101.
Schuler, W. 15.
Schwartz, B. M. 48.
Scodeller, G. A. 49.
Seeberg, V. E. 97, 102.
Séguy 88.
Seiple, H. H. 63.
Selbie, F. R. 60.
Sen Gupta, P. C. 86.
Shallenberger, P. L. 48, 60.
Shattock 41.
Sheldon, A. J. 65.
Shooter, R. A. 27.
Shwartzman, G. 29, 84.
Siegal, S. 33, 35, 39.
Sigel, H. 35, 39, 54, 99.
Siguier, F. 76.
Simon, C. 59, 71, 99.
Skodacek 55.
Smith, E. L. 12, 35.
Snitkoff, M. C. 41.
Snow, J. S. 73.
Sorel 90.
Spier, W. 79, 92.
Stangl, E. 48.
Steiger, H. P. 35, 39.
Sternberg, T. H. 35, 53, 65,
    99.
Stilles, G. W. 62.
Stone, D. 75.
Stork, H. 21, 25, 30, 35, 37.
Stott, H. 49.
Strakosch, E. A. 75.
Strauch, J. H. 62.
Stubenbord, W. D. 65.
Stümpke, G. 44, 54,
Suchecki, A. J. 33, 37, 38,
    39.
Suskind, R. R. 30, 43, 51,
    52, 53, 54, 56, 64, 70,
    81, 90, 92, 93, 98, 101,
    105, 106.
Sutton, R. L. 55.
Svartz, N. 44.
Svata, Z. 62, 64, 70, 90,
    100, 106.
Szodoray, L. 62, 85.

Talbott, J. H. 28, 40.
Tamura, J. 33.

Tappeiner, S. 75, 102, 106.
Taylor, H. G. 82.
—, P. H. 30, 34, 66, 69, 80, 96.
Teller, H. 33, 52.
Templeton, C. J. 35, 38.
—, H. J. 25, 97, 102.
Thomas, J. W. 38.
Thompson, P. E. 82.
Thyresson, N. 44, 45, 46.
Tobias, N. 35, 59, 71,
Todd, E. W. 15.
Trapl, J. 57.
Truc 88.

Ugarizza, R. 88.
Unger, C. 16.
Unterberger, E. 55.

Vachon, R. 63.
Vaizey, J. M. 85.
Vannden, Nico 74.
Venkei, T. 58.
Vidcla, C. A. 10.

Vilanova, X. 73.
Vuillemin 1.
Vukas, A. 71.

Waisman, M. 23, 25, 30, 51, 53, 58, 63, 70.
Waldbott, G. L. 41.
Wallace, E. G. 102, 106.
Walther, H. 24, 42.
Warner, G. F. 36.
Warthen, R. O. 55.
Watrin, J. 56.
Webb, J. G. 103.
Weidman, F. D. 82.
Weinstein, M. 49.
Weiss, R. S. 70.
Welch, H. 39.
Wentz, H. S. 63.
Werkman, C. H. 15.
Westling, R. 2.
Wheatly, D. P. 72.
Whitehill, R. 64, 65.
Wigley, J. E. M. 91.
Wilde, H. 24, 75, 100.

Wilde, M. 90.
Wildermann, A. 63.
Wilkinson, J. F. 36.
Willcox, R. R. 39.
Williamson, J. 28.
Wittkower, E. 99.
Wolinetz, E. 52.
Wright, C. S. 43, 51, 52, 54, 64, 66, 70, 72, 80, 82, 98, 102.
— D. O. 63.
Wrong, N. M. 35, 39, 59, 60, 69.

Young, R. M. 57.

Zador, L. 41.
Zavaleta, A. T. 88.
Zee, M. L. 82.
Zenner, B. 30, 44, 100.
Zinzius, J. 37.
Zito, P. 72.
Zoob, M. 61.
Zorn, R. 91.

Sachverzeichnis.

Abort durch Penicillin 42.
Abschirmtherapie 92.
Acne conglobata 44.
— necrotica 44.
— vulgaris 43.
Acrodermatitis chronica atrophicans
      Herxheimer 44.
— — — —, Deutung des Penicilliner-
      folges bei 46.
— suppurativa continua Hallopeau 47.
Actinomyces bovis, Penicillinempfindlich-
    keit des 83.
Aktinomykose 83.
Allergie durch Penicillin 32.
Angina Plaut-Vincenti 47.
Anthrax 48.
—, Häufigkeit von — in den USA.
    49.
—, Letalität bei 49.
Antibiose 1.
Antihistamine, Verwendung der — bei
    Penicillinnebenerscheinungen 39.
Aquaphor 69, 93.
Arthussches Phänomen, Auftreten des
    — — nach Penicillinverabfolgung 36.
Aufpfropfungsdermatitis 51.

Bacillus murisepticus, Empfindlichkeit
    des — gegen Penicillin 61.
Bakterien, Autolyse der 15.
—, Sauerstoffverbrauch der 15.
Bakterienwachstumsphase, Einfluß des
    Penicillins auf 15.
Benzylpenicillin 12.
Biosynthese 11.
Blastomykose (Gilchrist) 82.

Calciumpenicillin 24.
Caronamid 28.
Chromatographie 11.
Chrysogenin 5.
Coccidioidomykose 83.
Cremes, penicillinhaltige 24.
Cryptococcus neoformans, Penicillin-
    empfindlichkeit des 82.

Decubitus 103.
Depotpenicillin 27.
Dermatitis 50.
— exfoliativa neonatorum Ritter 55.
— gangraenosa infantum 87.
— — —, Letalität bei 87.
— herpetiformis Duhring 55.
— repens Crocker 93.
Dermatomykosen 80.
Dermatomyositis 56.
—, Letalität bei 57.
Desensibilisierungsschema bei Penicillin-
    unverträglichkeit 40.
Diphtheria cutis 57.
Diphtheriebacillen, Penicillinempfindlich-
    keit der 57.
Duhringsche Erkrankung 55.

Ecthyma gangraenosum infantum 87.
— vulgare 58.
Eczema seborrhoicum 52.
Ekzem 50, 53.
—, Bedeutung von Mikroben bei 30, 53, 55.
Entzündung, Steigerung der — durch
    Penicillin 51, 79.
Epicutantest mit Penicillin 38.
Epidermophytie 80.
Erysipel 60.
Erysipeloid 61.
—, Sepsis nach 62.
Erysipelothrix rhusiopathiae, Empfind-
    lichkeit der — gegen Penicillin 61.
Erythema exsudativum multiforme 63.
— nodosum 63.
Erythematodes s. Lupus erythematodes.
Erythrodermie 52.

Favus 80.
Filterpapierscheibenmethode 17.
—, Vergleich der — mit der Verdün-
    nungsmethode nach Kolmer 18.
Folliculitis simplex 63.
— staphylogenes barbae 96.
— — —, Prognose der — — — bei
    Penicillinbehandlung 99.

Folliculitis sycosiformis atrophicans 100.
Framboesia tropica 64.
— —, Blutseroreaktionen bei — — nach
    Penicillinbehandlung 65.
Furunculosis 66.
Fusospirilläre Affektionen, Therapie der
    — — mit Penicillin 65.

Gangraena fulminans 88.
— nosocomialis s. Noma.
— penis 88.
Granuloma pyogenicum 94.
Gruppensensibilisierung 33, 81.

Heptylpenicillin 12.
Herpes labialis 67.
— zoster 67.
Hidradenitis suppurativa 68.
Hippursäure 28.
Hundezitzenkrankheit 69.
Hydrolyse des Penicillins 13.
Hydroxybenzylpenicillin 12.

Idiosynkrasie 33.
Impetigo Bockhart 63.
— contagiosa 69.
— herpetiformis 91, 93.
— neonatorum 90.
Infiltrationstherapie bei Furunkulosis 67.
— bei Hidradenitis suppurativa 68.
— bei Karbunkel 72.
Inhalation von Penicillin 26.
Intracutantest mit Penicillin 39.

Jahresbeule 73.
Jarisch-Herxheimersche Reaktion 31,
    32.

Karbunkel 72.
Kaugummi mit Penicillin 26.
Kohlensäureschneevereisung bei Ery-
    thematodes, Einfluß des Penicillins
    auf 79.
Kontaktdermatitis nach Penicillin 34,
    35, 93.

Lactamstruktur 13.
Leishmaniosis cutis 73.
Lepra 74.
Libman-Sacks-Syndrom 76.
Lichen ruber planus 74.
— — verrucosus 74.
Lingua nigra 41.

Live dressing 27, 96.
Lupus erythematodes 75.
Lymphadenosis cutis benigna 80.

Mikrosporie 81.
Milzbrandbacillen, Empfindlichkeit der —
    gegen Penicillin 48.
Mischinfektion 17, 19.
Molluscum contagiosum 80.
Mundpastillen mit Penicillin 26, 41.
Mycetoma pedis 83.
Mycosis fungoides 85.
Mykosen als Ursache von Penicillin-
    nebenerscheinungen 33.

Natriumpenicillin G 28.
Nicotinsäureamid, Kombination von —
    mit Penicillin bei Lichen ruber 74.
Nicotinsäureamiddefizit bei Lingua ni-
    gra 41.
Nocardia 84.
Noma 85.
—, Letalität bei 86.
Nucleinsäuren, Beeinflussung der —
    durch Penicillin 15.

Oxford-Forschergruppe 3.

Panniculitis nodularis non suppurativa 88.
Parallergie 32.
Pemphigus foliaceus 91.
— neonatorum 89.
— vegetans 91.
— vulgaris 90.
Penicillamin 13.
Penicillin, Abbau des — in der Leber 16.
—, Aktivität des — nach Rückgewin-
    nung aus dem Urin 11.
—, amerikanische und britische Nomen-
    klatur 12.
—, antiallergische Eigenschaften von 38.
—, Anwendungsformen des — bei Haut-
    krankheiten 22.
—, Ausscheidung des — durch die Niere
    28.
—, Bedeutung des — in der Derma-
    tologie 29.
—, Chemie 11.
—, chemische Eigenschaften von 12.
—, — Formel 11.
—, Einfluß des — auf Granulation und
    Epithelisierung 42.

Penicillin, Einfluß des — auf Redox-
system 15.
—, — des Schweißes auf 13.
—, Empfindlichkeit der Mikroben gegen
14.
—, Entdeckung des 2.
—, Erntetermin des 8.
—, Erzeugung des —, Unterstützung
durch die USA. 4.
—, Geschichte des 1.
—, Gesichtspunkte bei der Gewinnung
von 4.
—, Gewinnung von 4.
—, Mißbrauch von — durch Laien 31.
—, Nährlösung des 3.
—, orale Verabfolgung von 26, 51.
—, p_H im Medium 12.
—, Resynthese des — in der Niere 16.
—, Schematische Darstellung der Ge-
winnung von 9.
—, Schicksal des — im Körper 15.
—, Sensibilisierung des Epithels durch
23.
—, Synthese von 12.
—, Tod durch anaphylaktischen Schock
nach 33.
—, Todesfälle nach 40.
—, Toxizität von 31.
—, Zusatz von Antiseptica zu 12.
Penicillin bei:
Acne conglobata 44.
— necrotica 44.
— vulgaris 42, 43.
Acrodermatitis chronica atrophicans
Herxheimer 44.
— suppurativa continua Hallopeau 47.
Aktinomykose 83.
Angina Plaut-Vincenti 47.
Anthrax 48.
Blastomykose 82.
Coccidioidomykose 83.
Decubitus 103.
Dermatitis 50.
— exfoliativa neonatorum Ritter 55.
— gangraenosa infantum 87.
— herpetiformis Duhring 55.
Dermatomykosen 80.
Dermatomyositis 56.
Diphtheria cutis 57.
Ecthyma vulgare 58.
Eczema seborrhoicum 52.
Ekzem 30, 50, 53.
Erysipel 60.

Penicillin bei:
Erysipeloid 61.
Erythema exsudativum multiforme 63.
— nodosum 63.
Erythrodermie 52.
Folliculitis simplex 63.
— sycosiformis atrophicans univer-
salis 100.
Framboesia tropica 64.
Furunculosis 66.
fusospirillären Affektionen 47.
Granuloma pyogenicum 94.
Herpes labialis 67.
— zoster 67.
Hidradenitis suppurativa 68.
Impetigo contagiosa 69.
— neonatorum 90.
Karbunkel 72.
Leishmaniosis cutis 73.
Lepra 74.
Lichen ruber planus 74.
— — verrucosus 74.
Lupus erythematodes 75.
Lymphadenosis cutis benigna 80.
Molluscum contagiosum 80.
Mycetoma pedis 83.
Mycosis fungoides 85.
Noma 85.
Panniculitis nodularis 88.
Pemphigus foliaceus 91.
— neonatorum 90.
Periarteriitis nodosa 92.
Periporitis suppurativa 66.
Psoriasis 92.
Pyodermie 93.
Sarcoma idiopathicum multiplex
haemorrhagicum Kaposi 94.
Schweißdrüsenabscessen der Säug-
linge 66.
Sclerodermia 94.
Scleroedema adultorum Buschke 95.
Sodoku 96.
Soorpilzerkrankungen 82.
Sporotrichose 82.
Streptodermie 69.
Stomatitis ulcero-membranacea 47.
Sycosis lupoides 100.
— simplex 96.
Torulosis 82.
Trichomoniasis vaginalis 101.
Tuberculosis cutis verrusosa 101.
Ulcus cruris 101.
— phagedaenicum 88.

Penicillin bei:
  Ulcus tropicum 103.
  Variola 104.
  Verbrennungen 105.
Penicillinallergie 32.
Penicillinase 19.
—, Nachweis von 19.
—, Einfluß von — auf Penicillinresistenz 19.
—, Produktion von — durch Milzbrandbacillen 49.
Penicillinblutspiegel 16, 22.
—, beeinflussende Faktoren 22.
Penicillindermatitis nach Erythrasma 33.
Penicillingewinnung aus Oberflächenkulturen 5.
— durch Unterwasserzüchtung 5.
— im Tieftankverfahren 9.
Penicillininhalationen 26.
Penicillinkaugummi 26.
Penicillinlymphspiegel 16.
Penicillinmundpastillen 26, 41.
Penicillinnebenerscheinungen 32, 40.
—, Bedeutung der Trägersubstanzen bei 34.
—, Behandlung 39.
—, cutan-vasculäre Form 35.
—, epidermale Form 35, 37.
—, Häufigkeit der 35, 37, 38.
—, in Form des ARTHUSschen Phänomens 36.
—, zeitliches Auftreten 36.
—, Zusammenhang der — mit Pilzinfektionen 33.
Penicillinnebenwirkung, Vagotonussteigerung als 47.
Penicillinpuder 24.
Penicillinresistenzbestimmung mit Filterpapierscheibenmethode 17.
— mit Filterpapierstreifenmethode 17.
— mit Verdünnungsmethode 17.
Penicillinspray 23.
Penicillinstandardpräparat 28.
Penicillinsuppositorien 26.
Penicillintherapie, Dauer der 29, 30.
—, Einfluß der — auf die Spermatogenese 41.
Penicillinüberdosierung 27.
Penicillinüberempfindlichkeit, Desensibilisierung bei 37, 39.
Penicillinverträglichkeit, Testung der 38, 39.

Penicillinverunreinigungen, Nebenerscheinungen durch 32.
—, therapeutischer Wert der 14.
Penicillinzubereitungsformen 27.
Penicillium notatum 24.
— —, Häufigkeit des Vorkommens von 4.
— —, kulturelles Wachstum von 5.
— —, Sporulation von 5.
— —, Züchtungstemperaturen von 5.
— rubrum 2.
Penillamin 13.
Penilloaldehyd 13.
Pentenylpenicillin 12.
Periarteriitis nodosa 92.
Periporitis suppurativa 66.
Procainpenicillin 27.
Psoriasis 92.
—, pustulosa 93.
Pyocyanase 1.
Pyodermia ecthymatosa s. Ecthyma.
Pyodermie 93.

Rattenbißkrankheit s. Sodoku.
Resorptionsverzögerungsmittel bei Penicillinverabreichung 28.
Rezidiv, Ursache des — bei penicillinbehandelten Dermatosen 30.
Ribonucleinsäure 15.
RITTERsche Erkrankung 55.
Röhrchentest 18.
Rotlaufseruminjektionen bei Erysipeloid 61.

Säuremantel der Haut 53.
Salben, penicillinhaltige 24.
Salvarsandermatitis, Verschlimmerung der — durch Penicillinnebenwirkung 42.
Sarcoma idiopathicum multiplex haemorrhagicum Kaposi 94.
Schweißdrüsenabscesse des Säuglings 66.
Sclerodermia 94.
Scleroedema adultorum Buschke 95.
Seborrhoische Grundlage, Bedeutung der — bei der Penicillintherapie 30.
Sekundärinfektion bei Dermatitis 51.
— bei Ekzem 53.
Sodoku 96.
Soorpilzerkrankungen 82.
Spirillum minus 96.
— morsus muris 96.
Sporotrichose 82.

Spray mit Penicillin 23.
Staphylodermie 69.
Staphylokokken der Haut, Penicillin-
    resistenz der 24.
Stomatitis gangraenosa s. Noma.
— ulcero-membranacea 47.
Streptobacillus moniliformis 96.
Streptodermie 69.
Sulfonamide bei Anthrax 40.
— — Dermatitis herpetiformis Duhring
    56.
— — Erysipel 60.
— — Erysipeloid 61.
— — Furunculosis 66.
— — Hidradenitis suppurativa 68.
— — Impetigo contagiosa 70, 71.
—, Mischung mit Penicillin 25.
—, Vergleich der Wirksamkeit mit Peni-
    cillin 30.
Suppositorien mit Penicillin 26.
Sycosis lupoides 100.
— simplex 96.
— —, Bedeutung der Kopffoci bei 97.

Testung der Penicillinverträglichkeit
    durch Intracutaninjektion 39.
— — durch Läppchenprobe 38.
Therapie, Abhängigkeit der Penicillin —
    von der tiefen oder oberflächlichen
    Form der Dermatose 23.
—, Bedeutung der Penicillinresistenzbe-
    stimmung der Mikroben 16, 17.
—, Kontraindikation bei Penicillin 31.
—, Nicotinsäuremangel bei der — mit
    Penicillin 41.
— mit Penicillincremes 24.
—, Penicillinfiebertherapie bei Erythema-
    todes 79.

Therapie, Penicillininfiltrationstherapie
    bei Furunculosis 67.
—, — bei Hidradenitis suppurativa 68.
—, — bei Karbunkel 72.
— mit Penicillinsalben 24.
— mit Penicillinspray 23.
—, Verwendung von Penicillium —
    notatum — Pilzrasen zur 27.
Thiazolidin-Oxazolon 13.
Transplantationen, Haut- bei Ulcus
    cruris 102.
—, Haut- bei Verbrennungen 106.
Trichomoniasis vaginalis 101.
Trichophytie 80, 81.
Torula histolytica 82.
Torulosis 82.
Tuberculosis cutis verrucosa 101.

Ulcus cruris 101.
— phagedaenicum 88.
— tropicum 103.
— —, Diphtheriebacillen bei 58.
Umschläge, feuchte — mit Penicillin 23.
Urticaria 35.

Vaginalsuppositorien mit Penicillin 26.
Varicellen 105.
Variola 104.
Verbrennungen 105.
Verdünnungsmethode nach KOLMER 17.
— —, Vergleich mit Filterpapierstreifen-
    test 18.
Virusinfektion, Beeinflussung der —
    durch Penicillin 14, 67, 105.

WEBER-CHRISTIANsche Krankheit s. Pan-
    niculitis nodularis non suppurativa.
Wundheilungsverlauf, Verzögerung des —
    durch Penicillin 42.